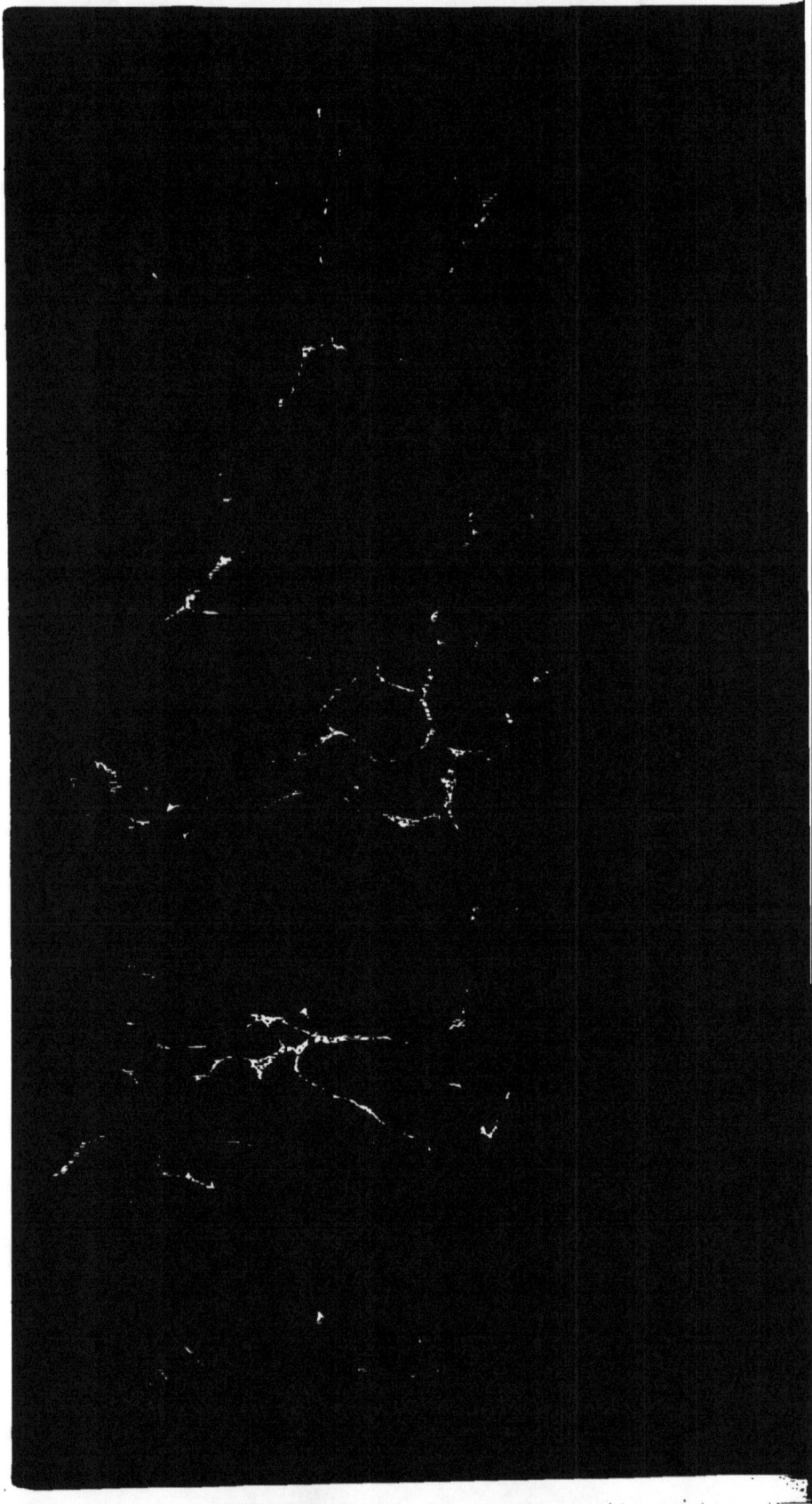

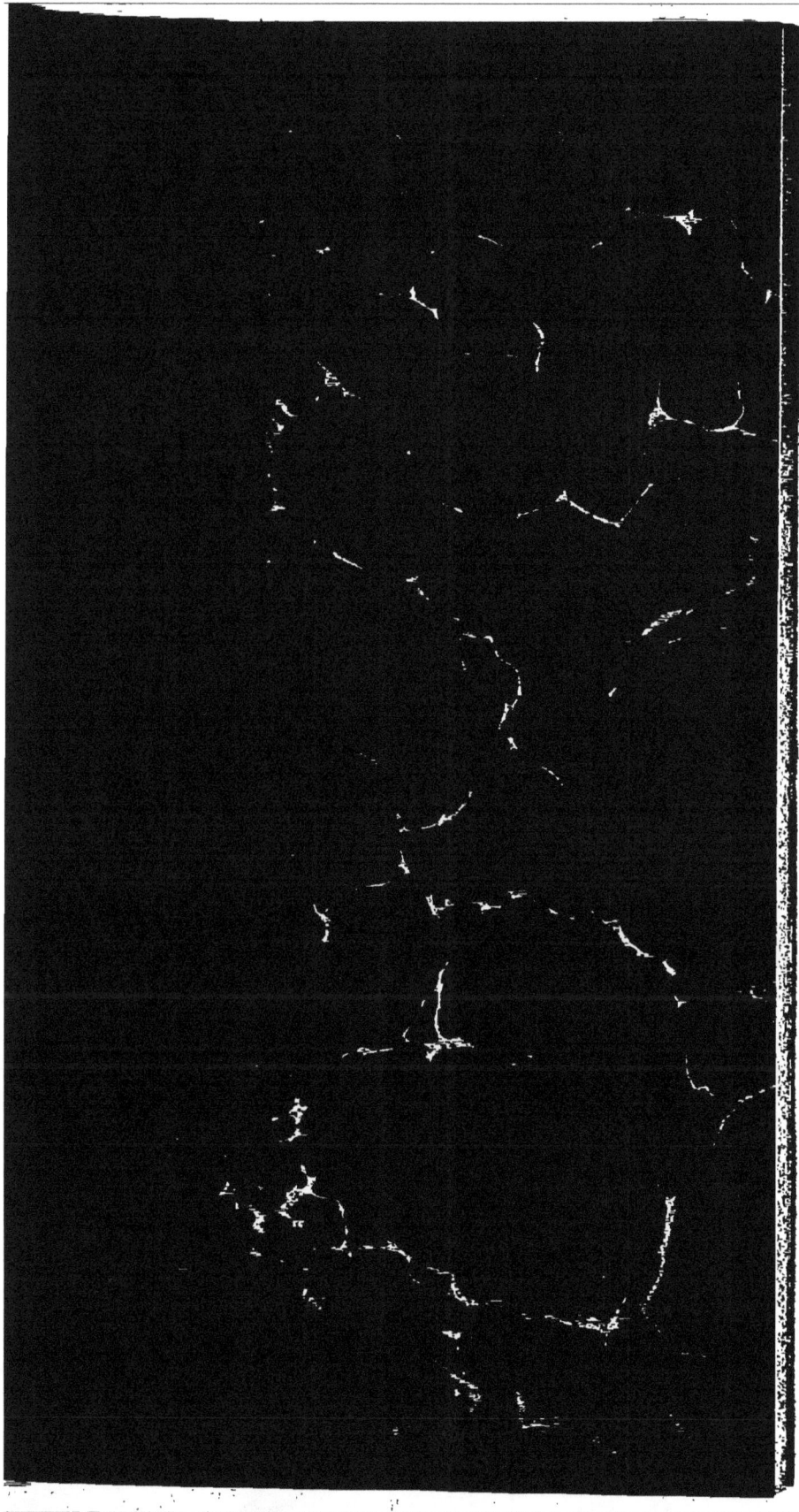

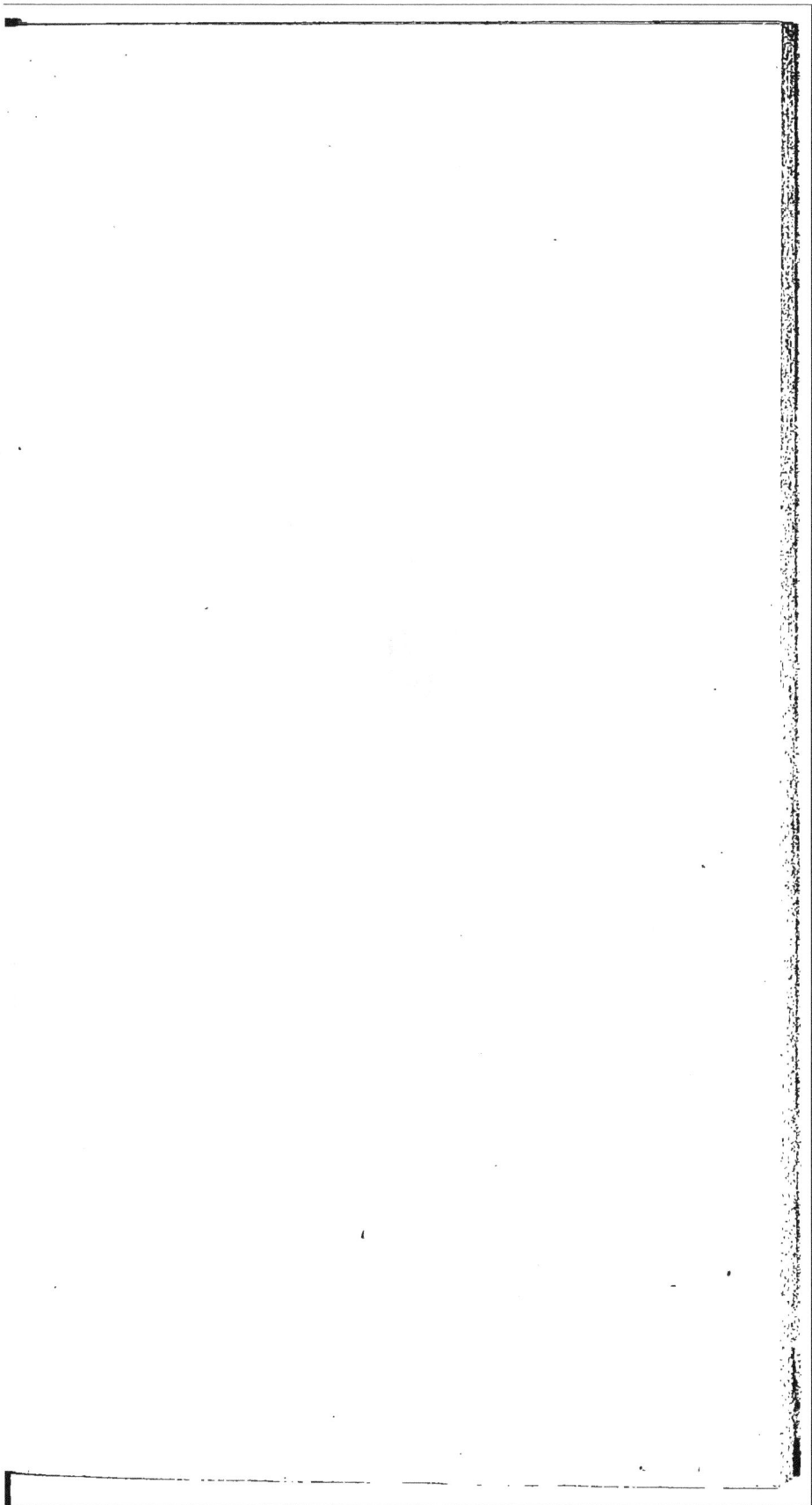

CONSEILS

HYGIÉNIQUES ET MÉDICAUX.

Imprimerie de HENNUYER et Cᵉ, rue Lemercier, 24. Batignolles.

CONSEILS

HYGIÉNIQUES ET MÉDICAUX

AUX MALADES

QUI VIENNENT PASSER L'HIVER A NICE,

PAR

LE DOCTEUR CAMOUS,

MÉDECIN DE LA MAISON DE SA MAJESTÉ LE ROI DE SARDAIGNE,
MÉDECIN EN SECOND DE L'HOPITAL DE LA CROIX,
MÉDECIN-ADJOINT AU BUREAU DE SANTÉ DU FORT DE NICE,
MÉDECIN DU COLLÉGE ROYAL DE LA MÊME VILLE.

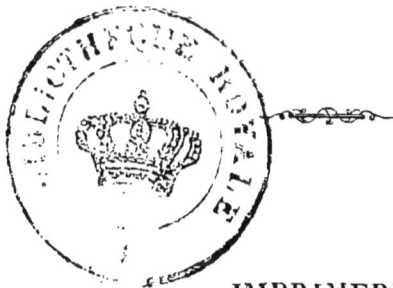

IMPRIMERIE

DE HENNUYER ET Cᵉ, RUE LEMERCIER, 24.

BATIGNOLLES.

—

1847

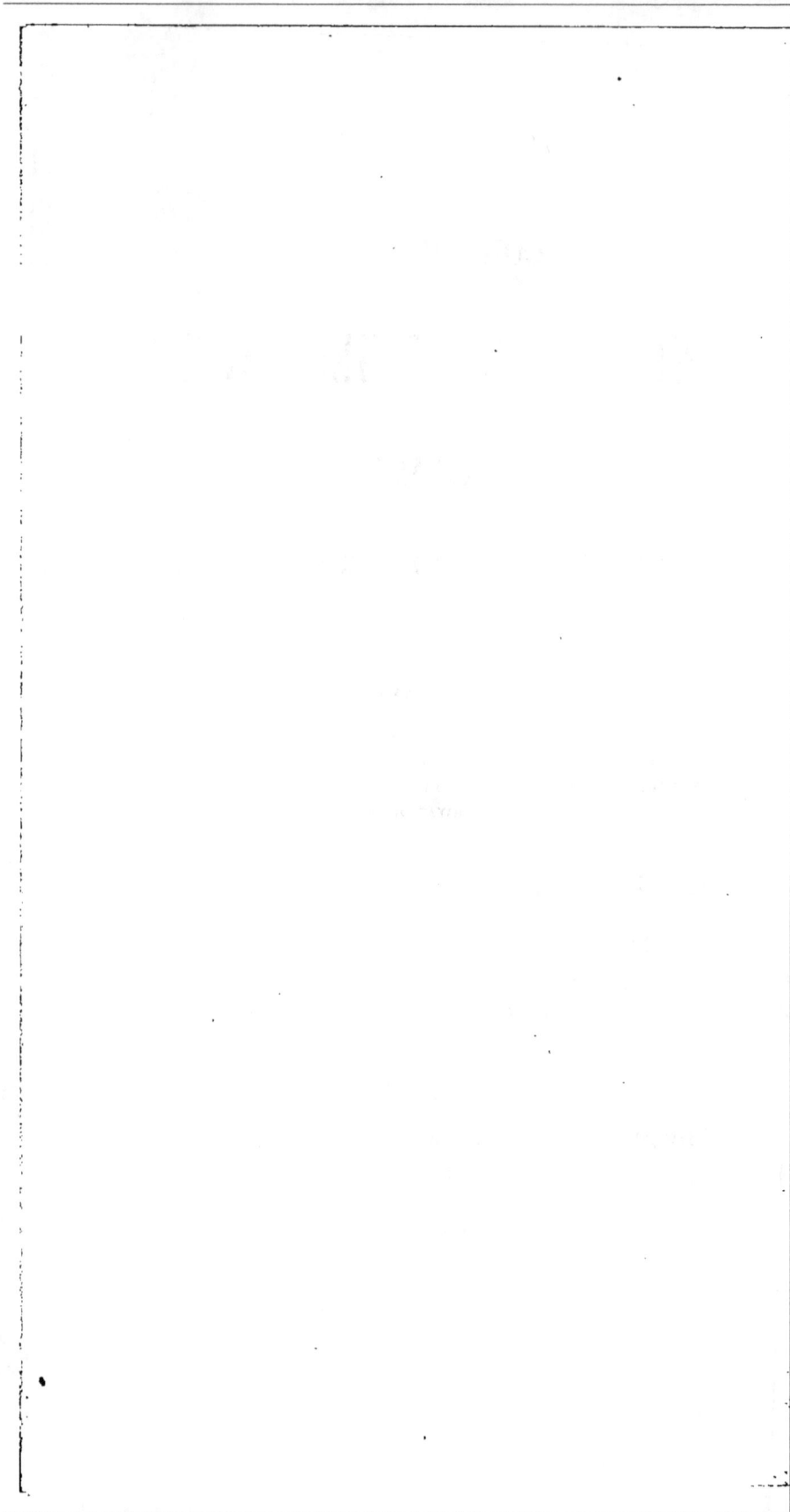

INTRODUCTION.

En donnant ces conseils, mon but n'est pas de traiter essentiellement les questions scientifiques et hygiéniques auxquelles ils peuvent toucher. Je ne dois point oublier que je m'adresse à des malades qu'il s'agit, non d'initier à des connaissances qui ne sont nécessaires qu'au praticien, mais de guider dans des déterminations, dans des habitudes, dans des détails enfin de la vie journalière, auxquels leur santé peut être plus sérieusement intéressée qu'ils ne le supposeraient. Rien n'est indifférent, rien n'est puéril quand le but est si grave. Des précautions minutieuses en apparence ont leur importance réelle, et reçoivent d'ailleurs de leur concours, de leur ensemble, une efficacité majeure. Il est certain que les soins de la famille, soit par leur continuité, soit par leur persévérance et la scrupuleuse attention avec lesquelles ils sont donnés, exercent une influence salutaire sur les malades. Pourquoi le médecin, dont la mission est de soulager et de guérir, ne mettrait-il pas à la portée de la famille un guide qui la dirigerait dans ces mêmes soins et la remplacerait en quelque sorte auprès des personnes qu'elle ne peut pas toujours suivre dans les pays lointains ?

C'est sous cette inspiration que ces conseils sont écrits, sans prétention d'aucun genre, ne craignant pas, au contraire, de descendre à des détails que la science pourrait trouver au-dessous d'elle; mais si la science a sa fierté, le désir d'être utile a ses excitations.

CONSEILS
HYGIÉNIQUES ET MÉDICAUX
AUX MALADES
QUI VIENNENT PASSER L'HIVER A NICE.

—◦◦◦+—

PREMIER CONSEIL.

DANS QUELLES CONDITIONS ET COMMENT UN MALADE DOIT ENTREPRENDRE LE VOYAGE DE NICE.

———

Consultez avant tout votre médecin, et de-
mandez-lui de vous dire, sans vous faire illu-
sion, si la maladie dont vous êtes atteint peut
être guérie ou améliorée par un séjour dans le
Midi ; s'il juge que vos forces seront suffisantes
pour soutenir les fatigues du voyage plus ou
moins long que vous devrez entreprendre pour
arriver sans épuisement à son terme, et pour
supporter les inconvénients de régime auxquels
vous serez également exposé pendant le voyage.

Sans doute l'influence d'un climat différent de celui sous lequel on a contracté une maladie, peut être d'un puissant secours pour sa guérison. Cela est vrai, surtout de quelques climats méridionaux. Une simple possibilité de succès doit donc vous déterminer à rechercher les bienfaits de cette influence ; mais croyez aussi qu'elle devient impuissante devant certains degrés de maladie, et, dans ce cas, ne risquez pas d'en précipiter la marche par les épreuves fatigantes d'un voyage ; n'échangez pas contre les soins affectueux de la famille, contre la douceur des habitudes, contre l'aisance et le repos du *chez soi*, les impressions incertaines d'une existence nouvelle, éloignée, plus ou moins solitaire, et le regret peut-être de ce que vous avez quitté.

Il est bien pénible de voir arriver tous les ans à Nice, quelquefois après un voyage de deux cents, trois cents, et même quatre cents lieues, de malheureux malades venant d'Angleterre, de la Russie, de la Hollande, de la Belgique, de l'Allemagne, du nord de la France, de la Suisse et même des Amériques, n'ayant plus qu'un souffle de vie, qu'ils viennent exhaler, à peine arrivés sur ces bords de la Méditerranée, où ils se berçaient de l'espoir de retrouver leur santé perdue, tandis qu'en demeurant dans leurs foyers ils auraient pu prolonger quelque temps encore leur débile existence.

Que si votre médecin vous assure qu'il y a pour votre maladie des chances heureuses à espérer d'un changement de climat, et qu'il vous indique celui de Nice, n'hésitez plus à venir en chercher les bienfaits ; mais entreprenez votre voyage avec toutes les aises qui sont en votre pouvoir et poursuivez-le lentement.

Vous ne devez jamais passer la nuit en voiture, et vous devez toujours vous arrêter au bout de quelques jours. Il est, en effet, très-dangereux de procéder comme font certains malades, qui entrent dans une diligence et, sans aucun ménagement pour leurs forces, se hâtent d'arriver le plus tôt qu'ils peuvent. Cette manière de voyager double la fatigue, par l'ébranlement qu'elle communique à tout l'organisme, et par la privation du sommeil nécessaire. Elle expose à un très-grand nombre d'autres inconvénients qu'il est facile de concevoir ; enfin, elle est dangereuse même par la trop rapide transition d'un climat à l'autre.

Je ne voudrais pas que vous entreprissiez ce voyage tout seul, surtout si votre maladie a fait certains progrès. Quand on jouit d'une bonne santé, on se suffit aisément dans quelques circonstances qu'on se trouve ; mais quand on est malade, on ne porte plus en soi les mêmes ressources, on a besoin d'une infinité de soins, et plus encore, on a besoin d'affection : ne pensez pas trouver tout cela à prix d'argent : vous reconnaîtriez bientôt votre erreur, et alors vous vous désoleriez, et, dans votre mélancolie, vous regretteriez le pays que vous avez quitté. Faites-vous donc accompagner par un parent ou par un ami fidèle. Quelque riantes que soient nos contrées, la solitude du cœur vous en ferait un désert.

——➤➤➤🏵◄◄◄——

DEUXIÈME CONSEIL.

———

Vous venez à Nice pour y faire votre séjour pendant l'hiver. Sans doute son climat mérite bien votre confiance ; vous pouvez être assuré qu'aucun pays, sous la même latitude, le long des rivages de la Méditerranée, ne réunit autant de conditions favorables à la guérison ou à l'amélioration d'un grand nombre de maladies. Il n'est pas impossible, cependant, que la beauté et la bonté de ce climat ne vous paraissent inférieures aux descriptions qu'on vous en a faites, et que votre imagination a peut-être encore embellies. Vous êtes venu à Nice avec l'idée d'y trouver la sérénité et la température des tro-

piques. Vous avez pensé qu'on y jouissait conti-
nuellement de la vue du soleil ; que jamais un
nuage ne viendrait vous y dérober la douceur
de ses rayons ; que jamais le froid ne s'y faisait
sentir ; que jamais un souffle de vent ne venait
agiter son atmosphère. Ce n'est pourtant pas
ainsi que les choses s'y passent. Il y a, à Nice,
des journées où le ciel est couvert, il y en a de
pluvieuses ; il y a des jours où le froid est sensible, il y en a d'autres où le vent souffle avec
impétuosité : cependant son climat est réellement beau, comparativement à celui que vous
avez quitté. Il pleut à Nice, mais les pluies y
sont rarement de longue durée, et si parfois
elles se prolongent, c'est du moins avec des ré-
apparitions de journées si belles, qu'elles sur-
prennent et enchantent les personnes habituées
à vivre des mois entiers sous un ciel invariable-
ment brumeux. Le Niçois ne peut rester trois
jours privé de son beau soleil sans s'étonner et
se plaindre ; je dirais presque que c'est un besoin pour lui de le saluer tous les matins. Le
froid n'est pas inconnu à Nice, mais quand il

s'y fait sentir, comparez sa température avec celle de votre pays aux mêmes époques. Lorsque le thermomètre descend ici à zéro, circonstance très-rare, tout à fait accidentelle et momentanée, il est chez vous à dix ou douze degrés au-dessous, et c'est presque la température ordinaire de votre hiver.

Ainsi, je vous le dis encore, notre pays est beau par son climat ; mais il ne l'est pas d'une manière absolue, tel que se l'imaginent certains malades, à leur départ d'une terre lointaine ; il ne l'est que relativement et dans certaines proportions.

Ne vous inquiétez donc pas si, en venant à Nice, tout ne s'y passe pas selon votre attente, et si vous ne pouvez pas y jouir de tout ce que vous vous étiez promis d'y trouver.

Soyez raisonnable, et vous aurez encore assez de beau temps pour ne pas regretter d'y être venu, et pour vous faire désirer d'y revenir quand vous en serez éloigné.

TROISIÈME CONSEIL.

COUP D'OEIL TOPOGRAPHIQUE SUR LA VILLE DE NICE ET SES FAUBOURGS.

Vous êtes enfin arrivé sous ce ciel tant désiré; maintenant, toute votre pensée est de trouver une habitation convenable à la nature de votre maladie. N'arrêtez pas votre choix sans un mûr examen. Puisque vous êtes venu de si loin chercher du soleil et de la chaleur, hésitez jusqu'à ce que vous ayez trouvé ce qui peut être pour vous le plus confortable. Quelquefois, pour avoir mis trop de précipitation dans le choix d'un logement, certains malades ont dû le quitter ensuite, ou bien rester avec peu de satisfaction et peu d'avantage dans le local qu'ils avaient arrêté. Mais, en ceci, vous ne pouvez pas être vous-même le seul juge de toutes les convenances, et il vous faut nécessairement consulter une personne de l'art, qui connaisse, surtout par expérience plus que par théorie, l'influence que peuvent avoir sur votre maladie les différentes localités de la ville et de ses environs.

En attendant que vous ayez donné votre confiance à un praticien expérimenté, et que vous puissiez recevoir de lui une utile direction, je vais vous faire connaître mon opinion personnelle.

Il faut d'abord, pour l'intelligence de ce que je vais vous dire, que vous connaissiez un peu vous-même les localités, et pour cela nous jetterons ensemble un coup d'œil sur la carte topographique de la ville et de ses environs, et particulièrement sur les parties que les étrangers malades habitent de préférence.

Vous avez premièrement à voir la partie méridionale de la ville. Celle-ci s'étend depuis les Ponchettes jusqu'à l'embouchure du *Paillon.* Cette partie reçoit, pendant l'hiver, le soleil de-

puis son lever jusqu'à son coucher. Elle est totalelement à l'abri des vents du nord, mais elle
est dominée par ceux d'est et d'ouest, et particulièrement par celui du sud. Lorsqu'ils règnent avec violence, la mer est poussée par eux
avec impétuosité contre le rivage, et ses vagues
viennent se briser avec grand bruit jusqu'au
pied des rochers ou des murailles qui défendent ses quais. Alors un brouillard léger, formé
de molécules d'eau marine, arrive jusqu'aux
premières maisons.

Vous avez sur cette ligne, et dans cette partie de la ville, des hôtels et des logements très-
commodes ; et un peu dans l'intérieur, dans une
position moins exposée aux courants d'air, les
deux plus anciens hôtels de la ville, l'hôtel
d'York et l'hôtel des Étrangers. Il y a aussi trois
promenades : le Cours, la Terrasse et le boulevard du Midi ; ces deux dernières sont entièrement exposées au soleil ; la première l'est
moins, à cause des grands arbres qui y déploient
leurs branchages, mais elle est plus à l'abri des
vents, et humide le soir.

Vous avez encore dans cette partie de la ville le Cercle, magnifique et très-agréable local, où se réunit l'élite de la société niçoise, où l'on trouve tous les genres d'agréments, et où l'étranger peut jouir de tous les plaisirs de la bonne société. Non loin de là, on trouve aussi le Cabinet d'histoire naturelle, ainsi que la Bibliothèque de la ville, joli établissement, qui est encore dans son commencement quoique déjà assez ancien, et dont la munificence éclairée de l'administration civique nous fait espérer un plus grand et plus prompt développement. Le théâtre Royal n'est pas loin. Vous avez également deux églises à la proximité de chacune des extrémités de cette partie de la ville. Celle de Saint-François-de-Paule, en particulier, est beaucoup fréquentée par les étrangers, parce qu'on y trouve ordinairement un orateur français, qu'on y appelle tout exprès pour leur utilité.

Maintenant nous traversons le pont Saint-Charles ou Pont-Neuf. A la sortie de ce pont, et à droite sur la route qui conduit au faubourg Saint-Jean-Baptiste, vous voyez de jolies mai-

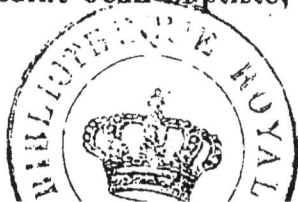

sons tout à fait exposées au midi, et qui, par leur obliquité avec la direction du lit du Paillon, n'ont rien à craindre de ses courants ; elles sont bien exposées au soleil, et assez abritées du vent. On y trouve de magnifiques hôtels, et sur les derrières des prairies coupées par des sentiers, qui offrent des promenades agréables et chaudes.

A gauche, en descendant, vous avez la superbe ligne de maisons, qui se prolonge jusqu'à la nouvelle place du Jardin des Plantes. Tous ces bâtiments sont divisés en appartements meublés, ou constitués en hôtels et restaurants.

Derrière cette ligne vous en avez une autre, sur la route, qui lui est parallèle ; l'une et l'autre se trouvent à peu près dans les mêmes conditions de salubrité, soit par rapport au sol, soit par rapport aux vents et à l'exposition méridionale, c'est-à-dire qu'elles sont dominées presque par tous les vents, à cause de leur isolement, mais particulièrement par ceux du midi et de l'est, selon la disposition de leurs appartements. Il faut noter aussi qu'il s'élève tous les soirs le long du Paillon un léger brouillard qui rend les quais un peu humides.

Nous arrivons à l'extrémité de cette ligne, à la place du Jardin des Plantes. Ici, la position des maisons, par rapport à leurs façades, est en partie au sud et en partie à l'est. Les vents y arrivent également de toutes parts. L'atmosphère y est un peu humide, circonstance essentielle qui provient des eaux stagnantes de l'embouchure du Paillon, et qui disparaîtrait devant quelques précautions prises par l'autorité publique pour faciliter leur écoulement dans la mer.

Je dois pourtant vous faire remarquer que l'accès facile que les vents ont dans ce quartier diminue beaucoup cette humidité et en tempère les effets.

De l'angle sud de cette place vous voyez une série de jardins, ornés de jolies maisons, qui s'étendent le long de la mer à la distance de cent ou deux cents pas, plus ou moins, selon les incurvations du rivage, jusqu'au quartier des Beaumettes. Cette ligne est principalement dominée par les vents du sud, quoiqu'elle soit aussi accessible, en partie, à ceux qui viennent des autres directions. Elle est sèche par la nature de son sol, qui n'est, dans le fond, que du gravier, gagné sur la mer par l'industrie et la persévérance des habitants ; mais l'humidité ordinaire des vents du sud modifie beaucoup cette condition. La partie de l'atmosphère qui, du bord de la mer, s'étend jusqu'à ces habitations, lorsque celle-ci est orageuse, se trouve, ainsi que nous l'avons remarqué, chargée d'un brouillard de molécules d'eau salée. Les plantes qui se trouvent à cette distance du rivage, telles que oliviers, cyprès et autres qui conservent leurs feuilles pendant toute l'année, sont, en partie, effeuillées et presque desséchées du côté de la mer ; ce que nous pensons devoir être attribué autant à l'action des particules d'eau salée qui arrivent jusqu'à elles, qu'à celle des vents plus fréquents sur ce point et qui épuisent leur sève.

Il y a ici encore une double ligne de maisons qui bordent la route de France depuis la place du Jardin des Plantes jusqu'au quartier des

Beaumettes, et qui forment le faubourg si re-
nommé de la Croix-de-Marbre ou de Saint-
Pierre d'Arène. Les maisons qui bordent le côté
gauche de la route, en partant de Nice, sont
presque dans les mêmes conditions que celles
sur le rivage de la mer, dont nous venons de
parler. Celles qui bordent le côté droit ont
l'avantage d'être abritées par celles qui leur
font face. Derrière celles-ci, et à quelque distance dans l'intérieur des jardins, on trouve
encore quelques habitations tout à fait isolées,
et placées sur un sol plus ou moins humide.

Les agréments de ce quartier sont la promenade le long du bord de la mer, par le chemin
dit *des Anglais*, que la ville vient encore aujour-
d'hui d'embellir, et que les pêcheurs rendent
quelquefois très-pittoresque en venant tirer
leurs filets sur cette plage ; les promenades dans
l'intérieur des jardins, et, pour les Anglais pro-
testants, la Maison de prière.

Après avoir vu ce faubourg, nous devons examiner la partie supérieure de celui de Saint-
Jean-Baptiste, qui se trouve au pied des colli-

nes de Cimiès. Il se compose d'une rangée de maisons placées à une certaine distance les unes des autres, échelonnées sur le penchant de la colline, ou bien assises sur des promontoires, d'où la vue s'étend sur la plaine qu'elles ont à leur pied, sur la ville qu'elles dominent, et sur la mer dont elles n'ont à craindre ni le bruit quelquefois incommode, ni l'action saline sur l'air respirable. Cette position se trouve totalement à l'abri des vents du nord ; les maisons reçoivent toute l'influence du plein midi ; son sol est sans humidité.

Les collines de Cimiès seraient aujourd'hui, comme autrefois, des lieux très-salubres, très-agréables et très-propres au séjour des malades; mais, outre qu'il n'y a presque pas de maisons destinées à cette fin, il n'y a pas non plus de route pour y arriver aussi commodément qu'il serait nécessaire, et la distance de la ville est déjà trop considérable pour des personnes dont l'état réclame sans cesse des secours de tous genres.

Nous trouvons au nord de la ville la place Victor, dont les habitations sont peu recherchées par les étrangers. Il est vrai que le nombre de ses avenues la rend un peu froide par l'accès qu'elles y donnent aux vents de tous les points. Cependant sa partie qui est exposée au midi est assez chaude, et peut très-bien convenir à certains malades ; son sol est sec, son atmosphère pure, et la distance de la mer, jointe à la position du château qui l'en sépare, la rend moins sujette aux impressions des vents méridionaux.

Quelques habitations qui se trouvent hors la porte de Turin réunissent à peu près les mêmes conditions.

A l'est de la place nous avons le quartier de Riquiès, qui s'étend de la route de Villefranche au port. Ce quartier est humide et froid vers la partie qui se rapproche du pied de Montalban, mais il n'en est pas de même de la partie qui se rapproche de la rue du Port, qui se trouve à l'entrée du chemin de Villefranche. Il est certain que lorsque cette partie sera un peu desséchée, grâce aux nombreux établissements qui s'y forment, elle offrira des avantages particuliers, abritée comme elle l'est par le château, et par Montalban, des deux vents les plus forts qui soufflent à Nice, l'est et l'ouest.

Voyez encore la position du quartier du Lazaret : celui-ci n'est pas encore apprécié autant qu'il mérite de l'être.

Assurément il est un des plus chauds, des plus salubres et des plus agréables des environs de Nice, et lorsqu'il sera traversé par une route commode, il pourra offrir aussi des habitations aux malades en plus grand nombre qu'il n'en présente aujourd'hui.

Nous avons vu maintenant tous les quartiers qui peuvent être habités par un malade ; nous nous sommes dispensés d'entrer dans l'ancienne ville, qui est comprise entre la rue du Gouvernement, le château et la porte Pairolière, parce qu'il n'y a pas un seul endroit qui mérite d'être recherché.

Nous avons reconnu qu'il y a des localités bien différentes les unes des autres par la nature du sol où elles sont placées, par les vents

qui les dominent, par leur exposition solaire,
et par la proximité ou la distance de la mer.

Toutes ces localités peuvent être favorables
ou nuisibles à la nature de la maladie dont vous
êtes atteint. Il y a cela de vraiment merveil-
leux dans la disposition du sol des environs de
Nice, et peut-être unique dans ces latitudes,
c'est qu'on peut y trouver des localités presque
spécifiques pour beaucoup de conditions morbifiques bien différentes les unes des autres.

QUATRIÈME CONSEIL.

DE L'ATMOSPHÈRE ET DU SOL DE NICE.

Je crois utile de m'entretenir un moment avec vous des diverses qualités de l'atmosphère de Nice. Beaucoup de choses ont été écrites sur l'atmosphère marine depuis Pline jusqu'à nos jours. Deux opinions surtout ont été soutenues par les érudits qui nous ont communiqué leurs travaux. Les uns prétendent que l'atmosphère marine est imprégnée du principe salin, ou combiné chimiquement avec elle, ou seulement en suspension ; les autres, appuyés sur leurs analyses et leurs observations, le nient formellement : peut-être un jour de nouveaux travaux décideront cette controverse scientifique. Pour moi, je me bornerai à consigner quelques faits qui pourront servir à vous diriger dans le choix que vous devez faire d'une habitation.

Il est certain, comme nous l'avons vu, que l'atmosphère des bords de la mer s'imprègne, accidentellement au moins, d'eau salée ; que des arbres, qui se trouvent même à plus de deux cents pas du rivage, sont, de ce côté, desséchés et presque sans feuilles. Il est certain, pour quiconque s'est promené sur le rivage de la mer, même à une certaine distance, lorsqu'elle y fait bondir et bouillonner son écume, qu'une odeur particulière, dite odeur de marin, se communique à l'air respirable, et cette même odeur se fait sentir quelquefois, pendant l'été, assez avant dans l'intérieur, en remontant la vallée du Paillon, lorsque les vents du sud y montent de la plage. Il sera donc toujours vrai pour nous, comme un fait expérimenté chaque jour, que l'atmosphère des bords de la mer, surtout dans quelques circonstances, a des propriétés actives que n'a pas celle que l'on trouve un peu éloignée ; par conséquent il sera sage d'en tenir compte.

Quelques auteurs ont dit : « l'atmosphère

de Nice est sèche et excitante. » Cette opinion,
exprimée d'une manière absolue, a pris cours,
comme tout ce qu'on affirme d'un certain ton ;
mais elle est fausse, sans fondement réel, et
ne peut avoir l'apparence du vrai que par un
abus de mots. Ce jugement peut être exact s'il
n'est que comparatif à d'autres localités; mais,
pour apprécier et caractériser une atmosphère
en elle-même, ce qu'il faut observer et établir,
ce sont les éléments propres qui la constituent.
Or, il est prouvé par les observations de M. le
docteur Farr, faites avec le pluviomètre de
Watkins, et répétées plusieurs années de
suite, qu'il tombe à Nice, chaque année, une
moyenne de 24 pouces cubes d'eau; par celles
de M. le docteur Naudot, qu'il en tombe 25 et
92; par celle s de notre compatriote M. Roubaudi, 26 ; d'où il résulte qu'il tombe plus d'eau à
Nice qu'à Londres, où la moyenne, d'après la
table comparative faite par M. Naudot, ne donne
que 21 pouces ; qu'à Paris, où il en tombe 20.

Dire que les eaux ne font que courir rapide-
ment sur le sol de Nice, et qu'au lieu d'humec-

ter l'air en s'évaporant, elles ne font que passer et laissent la même sécheresse qu'auparavant, n'est pas tout à fait exact. Si l'on entend parler des collines dépouillées et rocheuses, cela est vrai; mais si l'on parle des promontoires et du grand bassin qui environnent la ville, il n'y a rien de moins exact. Le bassin de Nice n'est rien autre qu'un lac couvert d'une couche de terre de deux ou trois mètres, puisqu'à cette profondeur on trouve partout l'eau, comme le prouvent les machines hydrauliques établies dans presque tous les quartiers pour l'arrosage des terres. Les grandes sources du *Ray*, du *Temple*, de *Gairaut*, de *Font-Chaude*, versent aussi leurs eaux dans la plaine de Nice et la traversent dans tous les sens. Les fontaines de *Surgentin* inondent le quartier de *Riquiés*.

C'est par ces causes que quelques parties des environs de Nice sont réputées humides, telles que le *Riquiés* dans la partie qui touche la base de *Montalban,* le centre de celui de l'*Empeirat,* et la plaine derrière le faubourg *Saint-Jean-Baptiste.*

Remarquez encore que la douce température de l'atmosphère de Nice pendant la saison d'hiver est due principalement à la prédominance du vent du midi durant le jour, vent toujours humide à Nice, ce dont on peut facilement s'apercevoir par l'humidité des objets en fer, des pavés des rues et des boiseries des maisons, qui sont pour tout le monde un hygromètre infaillible, sensible à tous, et qui fait répéter à chacun, pendant ces temps, qu'il y a beaucoup d'humidité dans l'air.

L'évaporation des eaux de la mer a lieu à Nice comme partout ailleurs, et ses vapeurs retombent aussi plus ou moins immédiatement sur son sol après avoir humecté son atmosphère. La grande quantité de rosée qui tombe tous les jours, et qui commence à se faire sentir aux premiers crépuscules du soir, au point d'amollir les chapeaux et les habits des promeneurs de nuit, témoigne assez qu'à Nice l'air est plutôt saturé que privé d'humidité.

La raison vous dira aussi qu'une température ordinairement élevée comme la nôtre doit né-

cessairement produire une plus forte évaporation pendant l'hiver que dans les pays moins .
chauds, et empêcher la trop grande sécheresse
de notre atmosphère.

Maintenant, si nous compulsons les observations hygrométriques faites jusqu'à ce jour sur
l'atmosphère de Nice, et qui ont été publiées,
nous voyons que, loin de favoriser l'opinion de
la sécheresse, elles viennent au contraire ap-
puyer notre démonstration, et en établissent la
vérité d'une manière incontestable.

Écoutez M. Naudot d'après M. Risso : « Les
« tables météorologiques de M. Risso démon-
« trent que la sécheresse la plus considérable
« n'a jamais été au delà de 17 degrés, et le
« maximum de l'humidité ne dépasse pas 94,
« et la moyenne de plus de vingt mille obser-
« vations rassemblées par ce laborieux natura-
« liste est de 58,5 ; ainsi l'air de Nice est aussi
« éloigné de la siccité complète que de l'ex-
« trême humidité, et n'est pas aussi irritant
« qu'on pourrait le supposer. »

Que sous l'influence de quelques vents d'ouest

qui soufflent ordinairement vers l'équinoxe du printemps, l'atmosphère de Nice soit accidentellement sèche, cela peut être admis, mais ne prouvera jamais que telle soit sa condition ordinaire.

On a dit encore que dans les pays secs les animaux et les végétaux sont chargés d'une plus grande quantité d'électricité que dans les pays humides, et que par conséquent Nice étant un pays sec, son atmosphère doit en être beaucoup plus chargée, et par cette raison son climat très-excitant. Mais s'il n'est pas vrai que l'atmosphère de Nice soit plus sèche que ne l'exige la salubrité, qui doit résulter des vraies proportions de ses éléments, cette assertion tombe d'elle-même et n'a aucune valeur. Au reste, quand même nous admettrions que le fluide électrique est très-abondamment répandu dans cette atmosphère, nous répondrions avec M. Naudot, que « le calme habituel de l'air, sa « sérénité, le petit nombre des orages, prouve « que ce fluide, n'étant point agité par de gran « des perturbations aériennes, a, dans le plus

« grand nombre de cas, une influence physio-
« logique toute salutaire sur l'organisme. »

En effet, Nice, étant placée entre la mer et
les collines, se trouve au milieu de deux con-
ducteurs qui établissent un perpétuel équilibre
de ce fluide entre l'atmosphère et la terre, ainsi
que l'a déjà dit M. le docteur Faucher de Corvey
dans sa notice sur l'hygiène médicale de Nice,
la garantissent des décharges violentes du fluide
électrique, et par conséquent de ses effets trop
excitants.

Parmi les qualités de l'atmosphère de Nice, il
en est une qui, quoique toujours considérée
d'une manière plus particulière, ne l'a jamais
été sous le point de vue des inconvénients qui
peuvent résulter de son action prolongée sur
l'homme, même en état de santé ; je veux dire sa
température. Vous verrez pourtant que c'est elle
qui joue le principal rôle dans la production des
effets que l'on attribue à la prétendue sécheresse
et à la surabondance du fluide électrique.

Comme nous l'avons dit, le froid descend
rarement à Nice, pendant les journées les plus

rigoureuses de l'hiver, au-dessous de zéro; il
monte quelquefois à douze et au-dessus même,
et en général il se balance durant le mois de
janvier entre cinq, six et sept au-dessus, dans
l'échelle de Réaumur. Si nous considérons les
effets de cette température, jointe aux autres conditions atmosphériques, sur la végétation, nous voyons l'olivier et l'oranger mûrir
leurs fruits en plein champ pendant l'hiver.
Nous voyons en général les autres arbres garder leurs feuilles presque jusqu'à la fin de décembre, les amandiers fleurir vers le commencement de janvier, et les bergers quitter les
prairies à la Saint-Valentin, c'est-à-dire vers
la mi-février, parce que l'herbe commence à
poindre. Ainsi, nous voyons à Nice la nature
toujours active, et la végétation continuelle.

L'homme n'est pas en dehors de cette même
influence. Sous cette température, la transpiration est très-peu ralentie, et la vie est pour
ainsi dire toujours excentrique. La nutrition
et les sécrétions doivent, par cette même raison, se faire avec une activité proportionnelle.

Les membres à leur tour conservent toute leur
aptitude à l'exercice, et ne l'interrompent jamais sous un ciel qui les y invite sans cesse.

Maintenant vous concevrez que cette continuelle activité des fonctions, et surtout de la
transpiration, puisse amener un état particulier
de vitalité organique, surtout chez les personnes de tempérament sec, contre laquelle il soit
prudent de se mettre en garde par un régime convenable, c'est-à-dire humectant et adoucissant, en
évitant soigneusement les influences contraires.

Mais, je vous le demande, quel rapport y a-
t-il entre une atmosphère toute vitale, qui, par
les justes proportions de ses éléments, et par
sa douce chaleur, maintient pendant la saison
d'hiver une certaine et sans contredit salutaire
activité dans l'organisme, avec la nature et l'action d'une atmosphère sèche, excitante ou irri-
tante ?

Après ce que nous venons d'observer, je suppose que vous saurez à quoi vous en tenir, en
général, sur les qualités de l'atmosphère de
Nice et sur les effets qu'elle peut produire ; que

vous serez à même de convaincre d'erreur
ceux qui voudraient vous en donner une autre
idée, et que surtout vous aurez pu apprécier les
distinctions bien importantes à faire dans le
choix d'une habitation en calculant l'influence
des diverses positions du sol de Nice relativement à telle ou telle maladie ; que c'est faute
d'avoir fait cette distinction qu'on a souvent fait
de fausses applications de ce puissant moyen à
la cure des maladies, et que bien des espérances ont été cruellement déçues ; que c'est encore par cette cause et d'après ces résultats que
des médecins d'un égal mérite ont, les uns con-
testé, les autres soutenu l'efficacité de l'atmosphère des pays maritimes méridionaux dans la
cure de certaines maladies, et particulièrement
de celles de poitrine ; que c'est enfin par cette
diversité d'opinions, qu'on a vu depuis longtemps
des malades atteints des mêmes maladies voyager du nord au sud, et du sud au nord, et je
dirais presque en tous les sens.

CINQUIÈME CONSEIL.

INFLUENCE DU CLIMAT DE NICE SUR LES MALADIES, SELON
LES DIFFÉRENTES LOCALITÉS DE LA VILLE ET DE SES
FAUBOURGS.

———————

Vous désirez maintenant connaître quelles
sont les maladies qui peuvent être plus particulièrement et plus avantageusement influencées
par les différentes localités que nous avons ca-
ractérisées.

Je vous parlerai d'abord des maladies pulmonaires, parce que c'est pour celles-là qu'on recherche le plus souvent l'influence de notre climat. Je vous dis des maladies pulmonaires, pour
que vous sachiez que les affections des poumons
ne sont pas toujours identiques dans leur nature, comme on le croit vulgairement, et que

selon leur espèce elles exigent l'application de
moyens hygiéniques et curatifs bien différents.
Comme je suppose que vous n'êtes pas initié
dans la science médicale, je ne pourrai pas
entrer avec vous dans trop de détails scientifiques ; mais je vous dirai qu'il y a des maladies pulmonaires dont l'élément primitif est
une excitation nerveuse; d'autres, une excitation
des vaisseaux capillaires sanguins; d'autres, une
irritation des membranes qui tapissent les voies
aériennes ; et d'autres, une pléthore (plénitude),
une modification, un vice des humeurs sanguine
ou lymphatique, qui, en circulant dans ses tis
sus, ou les congestionnent, ou leur font sentir
une impression morbifique dont les résultats
sont le plus souvent des sécrétions anormales.

Il y en a d'autres encore, mais celles que je
viens de mentionner me semblent suffire pour
vous faire comprendre la différence d'effet que
l'on doit attendre des influences locales que nous
avons cherché à pressentir.

Supposez une maladie de poumon , dont
l'élément primitif serait dans une excitation

nerveuse de cet organe ; on rencontre des cas
de cette nature chez des femmes irritées par un
allaitement trop prolongé, ou qui n'ont pas assez
de lait pour suffire à leur nourrisson ; chez d'autres qui ont des toux produites par des causes
diverses, morales ou physiques, qui maintien-
nent leur système nerveux dans un état d'éré-
thisme permanent. Les personnes qui se trouvent dans de semblables conditions seront mal
placées dans une de ces positions que nous avons
décrites sur la ligne méridionale de la ville, et
sur celle de la Croix-de-Marbre, voisine du rivage
de la mer ; elles en devront nécessairement
éprouver de mauvais résultats. Ce que je vous
dis des femmes est aussi vrai des hommes dont
le système nerveux peut être affecté par d'autres
causes. Si votre maladie se trouvait dans cette
catégorie, vous devriez aussi vous éloigner de
ces localités, et choisir de préférence une habitation au pied de la colline de Cimiez, à la place
Victon, ou vers Riquiés, dans la partie contiguë
à cette place.

Il est un fait qui résulte de nos observations

personnelles, et qui prouve évidemment que certaines personnes souffrent de la trop grande proximité de la mer. Nous avons en effet remarqué que les Piémontais, les femmes surtout, que leurs affaires appellent à Nice, sont en général sujets aux migraines, aux douleurs des dents et aux spasmes, selon leur prédisposition, s'ils habitent près du rivage, et qu'ils sont ordinairement forcés de chercher des logements dans d'autres quartiers de la ville pour mettre fin à leurs souffrances.

Il importe de ne pas confondre les personnes délicates et frêles avec les personnes nerveuses : celles-ci sont dans un état d'irritabilité, tandis que les autres ne sont que faibles, et pour elles, la position dont nous parlons n'a aucun inconvénient, elle leur est même favorable.

Il serait également injuste de généraliser, comme on l'a fait quelquefois, les observations qui précèdent, et de poser en axiome que le climat de Nice est défavorable aux maladies nerveuses, parce qu'elles éprouvent quelques inconvénients d'une trop grande proximité de la mer.

Ce que je vous dis de la surexcitation nerveuse pulmonaire, je vous le dis aussi de celle
qui affecte les vaisseaux capillaires sanguins. Un
homme doué d'un tempérament sanguin, qui
aurait été sujet aux crachements de sang, et chez
lequel subsisterait une inflammation, quoique
légère, des dernières ramifications bronchiques
avec toux rebelle, serait bien imprudent de chercher une demeure dans le voisinage de la mer,
avec l'espoir d'y trouver un remède à son in-
firmité. Celui, au contraire, qui serait affecté
du catharre chronique, sans concomitance de
fièvre ou de réaction générale, avec sécrétiou
abondante de mucus et engouement des cellules
pulmonaires, serait sans aucun doute avantageusement placé dans cette position ; son ex-
pectoration se ferait plus facilement, sa respiration deviendrait plus libre ; et de là une meilleure
sanguification, dont les effets salutaires se fe-
raient sentir dans tout l'organisme.

Mais la question principale relativement à
l'efficacité de l'atmosphère des pays maritimes

4

roule toujours sur son application à la cure de l'affection tuberculeuse pulmonaire.

J'ai ici plusieurs choses à vous dire :

On est aujourd'hui à peu près d'accord que la la maladie tuberculeuse des poumons n'est que la localisation d'une diathèse (constitution) générale qu'on appelle scrofuleuse. Pour moi, quoique je ne partage point cette opinion exclusive, c'est-à-dire que je n'y reconnaisse pas toujours la même nature et les mêmes conditions morbifiques, cependant je pense aussi, et avec la plus grande conviction, qu'elle est une affection spéciale du système lymphatique, soit qu'on la recherche dans les solides, soit qu'on la trouve dans les fluides de ce même système qui compose une partie de l'organe pulmonaire.

Une fois donc cette condition morbifique établie dans cet organe, rarement elle est stationnaire, si on ne lui oppose des moyens propres à la combattre. Abandonnée à elle-même, cette maladie, qui d'abord n'attaquait que le système lymphatique, en se développant attaque aussi le système sanguin, et finit par étendre ses ravages à tous les autres tissus.

La marche et les progrès de ce travail ont été, d'après le point où se trouve la lésion, distingués par les praticiens en trois temps ou périodes. La première est celle où il n'y a de lésé que la vitalité des vaisseaux lymphatiques, avec une modification particulière de la lymphe qu'ils charrient, laquelle condition morbifique produit une exhalation ou une sécrétion de matière coagulable qui constitue la substance des tubercules. Ceux-ci, selon qu'ils sont plus ou moins nombreux, plus ou moins volumineux, en comprimant le tissu qui les environne, empêchent le passage de l'air et la circulation du sang dans leurs propres vaisseaux, d'où il résulte, quoique d'une manière encore peu sensible, en général un défaut de vie et un commencement de trouble dans les fonctions des autres organes. La seconde période est celle où, ces mêmes conditions persistant toujours, la quantité de matière coagulable va toujours en augmentant, d'où il survient une plus grande compression des tissus

environants et par conséquent une plus grande
gêne dans les fonctions de la respiration et de
la circulation sanguine pulmonaire, avec les
mêmes progrès dans les phénomènes généraux.
Ce qui caractérise d'une manière spéciale cette
seconde période, est le développement d'une inflammation lente qui, en partant des parties
environnantes des tubercules sur lesquelles ceux-
ci ont agi comme corps étrangers, ou en comprimant ou en irritant, s'étend plus ou moins
duns l'organe pulmonaire, et excite le système
de la circulation, ce qui constitue le commencement de cet état fébrile, qui se rend sensible
particulièrement le soir.

La troisième période est celle où les tubercules,
par la continuation des mêmes conditions, soit
spontanément, soit modifiés par le degré de calorique des parties enflammées qui les environnent, passent à l'état de fonte. Cette matière,
selon qu'elle est plus ou moins âcre, enflamme,
détruit et se fait une issue par les bronches, ce
qui forme les crachats. Une partie même est
absorbée et portée dans la circulation ; elle at-

taque, d'une manière toute matérielle, tous les systèmes, tous les organes, tous les tissus ; entrave d'une manière de plus en plus grave les fonctions, réduit au marasme, et épuise la vie.

Maintenant je vous dis : si la maladie est à sa première période, la proximité de la mer, soit par les principes qu'elle communique à l'atmosphère dans certains temps et à certaine distance, soit par l'agitation fréquente qu'elle lui imprime, peut être très-convenable. Les molécules d'eau salée à l'état de vapeur, introduites par la voie de la respiration, deviennent un modificateur très-avantageux de la disposition morbifique du système lymphatique pulmonaire, et la médecine a fait dans tous les temps et fait encore aujourd'hui beaucoup de cas de ce moyen dans les maladies lymphatiques, dans quelques parties du corps qu'elles se développent. L'agitation de l'atmosphère, en activant la circulation des humeurs en général et des poumons en particulier, empêche leur stagnation et résout celle qui pourrait s'y être faite depuis peu de temps. N'oubliez pas que j'entends toujours parler du développement des tubercules par cause de constitution lymphatique.

Quelquefois pourtant, dans ce degré d'affection des poumons, on rencontre des individus doués d'une telle sensibilité nerveuse, qu'il est impossible qu'ils puissent jouir des effets salutaires de la proximité de la mer. Ceux-là doivent rentrer un peu dans l'intérieur, vers les boulevards du Pont-Neuf, et plus en dedans encore.

Les mêmes considérations s'appliquent aux malades qui sont arrivés à la seconde période de la maladie. Ils peuvent être aussi avantageusement influencés par l'atmosphère que l'on respire au bord de la mer ; ils peuvent encore en profiter, quoique avec moins de chances de succès. Mais si l'affection tuberculeuse est arrivée à sa troisième période, et surtout s'il y a laryngite, le malade doit s'éloigner davantage et s'abriter vers la partie nord de la ville et du faubourg, comme dans les cas susmentionnés

de surexcitation nerveuse ou capillaire sanguine.

Que si, nonobstant cette précaution, la maladie fait toujours des progrès, c'est à tort que
le malade s'en prendrait au climat, comme
nous l'avons vu de quelques-uns ; quand cette
cruelle maladie arrive à un certain degré, elle
emprunte à la mort sa terrible devise : *Nemini
parco*.

Ce serait à tort encore que l'on dirait que le
climat de Nice active la marche des maladies
pulmonaires, parce que quelques malades y
finissent bientôt leur vie, lorsqu'ils y arrivent
entièrement épuisés par les progrès extrêmes
que la maladie a déjà faits, et par les fatigues
d'un voyage que, dans cet état, ils n'auraient
jamais dû entreprendre.

Je ne laisserai point cette matière sans vous
donner la raison d'un fait qu'on allègue aussi
pour diminuer la confiance des malades dans
l'influence bienfaisante du climat de Nice sur
la maladie tuberculeuse des poumons. On dit :
« Il y a à Nice beaucoup de maladies des pou-

mons chez les indigènes. » Assurément, il y a à
Nice des maladies des poumons ; mais rappelez-
vous que je vous ai dit qu'il y a une distinction
essentielle à faire entre les différentes espèces
de maladies des poumons ; qu'ici, nous parlons
de la maladie tuberculeuse, et celle-ci, je puis
vous l'assurer, n'est pas en si grand nombre
qu'on voudrait le faire croire. Au reste, en
comprenant même toutes les espèces sous une
seule dénomination, nous sommes loin d'arriver au triste niveau de quelques villes du Nord
dont nous avons la statistique.

Je vous pose comme un fait notoire dans ce
pays, et que j'avance avec certitude, sans crainte
d'être démenti, qu'il y a à peine cinquante ans,
la phthisie pulmonaire tuberculeuse n'était
presque pas connue dans ce pays. Ce n'est que
depuis l'invasion des armées françaises, qui eut
lieu en 1792, qu'elle se montra progressive-
ment avec quelque fréquence. Cette maladie
était si rare avant cette époque, que les familles qui avaient le malheur d'en être atteintes
étaient frappées d'une sorte de réprobation ; si

on ne les isolait pas comme les lépreux, on refusait au moins de s'allier à elles.

Comment donc cette maladie s'est-elle développée? Le climat aurait-il changé? Non, ce n'est pas la nature, ce sont les populations qui se modifient quelquefois, ce sont leurs mœurs qui s'altèrent. Avant cette époque, la population de Nice, moins forte qu'aujourd'hui, vivait dans toute la simplicité et la rectitude des honnêtes traditions domestiques : sa vertu était en proverbe en Italie, et comme on disait Turin la Belle, Gênes la Riche, on disait aussi Nice la Chaste. A l'époque de l'invasion militaire, l'immoralité pénétra dans le pays, et ne s'éloigna plus avec elle ; le libertinage et la syphilis restèrent et se transmirent comme de nouvelles et fatales traditions. De là des mariages impurs et tardifs. Ce relâchement de mœurs fait que beaucoup de jeunes gens se marient fort tard, souvent après avoir épuisé la coupe empoisonnée des plaisirs de la jeunesse, et alors qu'ils ne peuvent plus produire que des êtres chétifs, condamnés à porter la peine due à leurs propres

5

vices, et à être les accusateurs continuels de leur vie passée. De ces générations infectées sortent des générations scrofuleuses, rachitiques, tuberculeuses, phthisiques. Et nous–même nous avons pu, pendant une pratique de vingt-neuf ans, suivre la filière de ces désordres.

Outre cette cause qui n'a pas cessé de travailler au développement local de la phthisie pulmonaire, il y a encore eu, à mon avis, importation de cette maladie des pays lointains.

Je sais qu'aujourd'hui on ne croit guère à la contagion de la phthisie pulmonaire; cependant il y a bien des réflexions à faire avant de s'affranchir de cette crainte salutaire. Certainement, lorsque toutes les maladies n'étaient considérées que comme de simples irritations, il n'y avait pas de raison pour qu'une irritation pulmonaire fût plus contagieuse que l'irritation de toute autre partie du corps; mais depuis que la médecine philosophique reprend ses droits, et que les vices des humeurs sont de nouveau au nombre des maladies, cette idée n'est pas entièrement dénuée de fonde-

·ment. En effet, combien de maladies aiguës ou chroniques, reconnues par tous les bons praticiens comme le résultat d'un vice humoral, et contagieuses, affectent particulièrement certaines localités! Et dès lors, pourquoi ne pourra-t-il pas exister une modification humorale contagieuse qui fasse plus particulièrement sentir ses effets sur l'organe pulmonaire, surtout lorsque l'histoire de la médecine rapporte tant de faits observés par des hommes illustres et qui tendent à le prouver? Mais je n'irai pas plus avant dans cette matière ; je laisserai à chacun sa conviction , et je continuerai à croire qu'il y a *une* phthisie transmissible par le contact médiat ou immédiat, et que, faute d'y avoir cru et d'avoir pris les précautions nécessaires , cette maladie s'est encore propagée parmi nous par cette voie.

Si nous parlons des autres espèces de maladies pulmonaires que l'on observe à Nice, je vous dirai que la plupart sont causées par l'abus qu'on y fait du vin, des boissons alcooliques et du café. L'usage immodéré de ces boissons produit nécessairement des irritations *gastro-hépatiques* (de l'estomac et du foie), qui sont bientôt suivies d'irritations bronchiques, des hémoptysies, et enfin des consomptions par inflammation simple des poumons.

Vous voyez donc que toutes ces causes sont accidentelles et indépendantes du climat, et c'est ce que je voulais vous faire connaître pour dissiper les craintes que l'opinion émise sur ce sujet par quelques personnes aurait pu faire naître dans votre esprit.

Que si vous voulez encore une preuve que la phthisie tuberculeuse est endémique au climat de Nice, je vous dirai que, hors de son enceinte, dans la campagne et dans les villages qui en sont à une très-petite distance, cette maladie est encore aujourd'hui la plus rare.

Mais revenant maintenant à la convenance des localités par rapport aux différentes espèces de maladies, il est bon de dire que les enfants atteints de scrofules, les personnes rachitiques, seront très-convenablement placées sur la ligne du Midi. Les demoiselles délicates, surtout celles qui souffrent d'anémie, trouveront aussi dans cette exposition la chaleur, l'énergie et la vie. Les personnes affectées de rhumatismes chroniques, de tumeurs articulaires lymphatiques, y éprouveront aussi des effets avantageux.

Il y a une maladie assez fréquente de nos jours, qui dépend d'une lésion plus ou moins étendue du système *cérébro-spinal*, je veux dire la *paraplégie* ou inertie des membres inférieurs. Les maladies dépendant de ce système, quoique beaucoup étudiées, sont pourtant encore très-difficiles à traiter avec succès, surtout lorsqu'elles sont passées à l'état chronique. Je puis cependant vous dire que la chaleur de l'atmosphère est la première condition et la plus avantageuse pour pouvoir réussir dans la cure qu'on en entreprend. Les vents, au contraire, de quelque côté qu'ils soufflent, produisent presque toujours de mauvais effets. Je ne voudrais donc pas que ces malades habitassent certaines maisons sur la ligne du Midi, absolument exposées à toute la force des vents. Je leur indiquerais de préférence les localités qui sont plus dans l'intérieur, sinon plus chaudes, du moins plus abritées. Sans ces précautions, les avantages que ces malades pourraient retirer de la température, de la facilité de sortir presque tous les jours pendant l'hiver, de respirer librement l'air extérieur, et de jouir de l'influence vivifiante des rayons du soleil, seraient presque totalement détruits par le seul fait d'un mauvais choix dans l'habitation.

Les personnes affectées de maladies de la peau peuvent se trouver bien dans presque toutes les localités ; cependant elles doivent toujours préférer les plus chaudes et les moins humides.

Je ne vous entretiendrai pas davantage sur la convenance des localités, au point de vue des différentes espèces de maladies ; les détails dans lesquels je suis entré suffiront, je pense, pour vous éclairer sur le choix que vous devez faire, et dans le doute vous aurez recours à l'expérience de votre médecin.

SIXIÈME CONSEIL.

DE LA NATURE DES ALIMENTS QUE L'ON TROUVE A NICE ET DE LEUR INFLUENCE SUR LES MALADES.

———

Sans doute, vous désirez connaître maintenant quel est le régime qu'un malade étranger doit suivre dans ce climat. Il est impossible de donner une règle générale qui puisse convenir à chacun en particulier, le régime devant nécessairement varier selon le tempérament de chaque individu, le genre et le degré de sa maladie. Il est bon pourtant que vous connaissiez la nature des aliments du pays, et leurs effets sur l'économie animale, pour que vous puissiez en user avec cette prudence que peut exiger l'état de votre santé.

Le pain que l'on fait à Nice est bon en général ; tout son défaut est de manquer quelquefois du degré de cuisson nécessaire. Le prix
modéré du froment n'excite pas les boulangers
à faire des mélanges avec des substances hétérogènes. Du reste, ce sont eux-mêmes qui en
règlent le prix. Quant aux apprêts dangereux
que quelques boulangers des grandes capitales
lui font subir pour l'avoir plus beau et pour en
retirer un plus grand bénéfice, ils sont inconnus
ici. Nos boulangers ne sont pas encore assez
avancés dans la science pour tenter de semblables moyens ; leur industrie commerciale n'a
pas encore pris un tel développement.

Je ne puis pas vous en dire autant du vin , je
vous le signale au contraire comme l'article le
plus suspect. Je vous conseille donc de ne pas
en boire une goutte, s'il ne vous est vendu par
une personne bien connue par sa probité, ou sans
qu'il ait été auparavant analysé.

Il y a à Nice des vins de toutes sortes. La plus
grande quantité y est importée de France, surtout de la Provence et du Languedoc. Les vins

de France, qu'on appelle de barque ou de mer,
sont plus faibles que ceux qu'on dit de Provence. Les uns et les autres seraient également
bons ; mais l'avidité du gain et la mauvaise foi,
qui est si commune dans ce genre d'industrie,
tant parmi nous qu'à l'étranger, font qu'ils sont
souvent frelatés et dangereux. Je dois vous répéter, avec M. Roubaudi, que l'industrie des fa-
brications vineuses a fait à Nice, comme partout
ailleurs, de déplorables progrès. Des personnes
même, qui ne veulent que rendre leur vin meil-
leur pour leur propre usage, ajoutent, au moment de la fermentation du raisin, une certaine
quantité de plâtre. Cet abus est commun en Provence.

Vous avez ensuite les vins du pays ; ils proviennent, ou de la plaine et des collines environnantes, ou bien des quartiers dits de *Belet.*
Les premiers sont généralement consommés par
les propriétaires ; il n'y a que ceux de Belet
qui soient livrés au commerce, et ceux-ci sont
des vins alcooliques très-stimulants : ils sont en
général les plus francs.

Mais je suppose que vous ayez de bon vin franc de l'une de ces qualités, n'oubliez pas encore que ce sont toujours des vins forts et bien différents de ceux des pays du Nord. Dans le commencement surtout de votre séjour dans ce pays, buvez-en peu et trempez-le d'eau. Quant au vin de Belet, vous ne devez jamais en boire que comme vin de dessert. Cet avertissement, je l'adresse en particulier à ceux qui ont des irritations des voies gastriques, ou des affections anciennes des voies urinaires. La plupart des étrangers, même jouissant d'une bonne santé, pour négliger cette partie du régime, sont ordinairement, dans les premiers temps de leur arrivée à Nice, sujets à des dérangements des organes digestifs, dont ils ne peuvent se rendre raison, ou dont ils accusent l'influence du climat. On peut dire, quoique d'une manière différente, que le vin est à Nice aux étrangers, ce que l'eau de Seine est à ceux qui arrivent à Paris pour la première fois.

Que vous dirai-je des eaux de Nice? En général elles sont bonnes ; elles ont deux sources principales : celles de la ville, du faubourg Saint-Jean-Baptiste et une partie de celles du quartier du port, sont fournies par les filtrations souterraines du *Paillon;* celles du faubourg de la Croix-de-Marbre et de Saint-Pierre-d'Arène ont leur origine dans les eaux pluviales et dans les grandes sources qui surgissent au pied de la montagne, à la partie nord de la plaine de Saint-Barthélemi. On prétend qu'il y a dans la partie supérieure de la ville quelques puits dont les eaux viennent de sources particulières : cela est possible.

La fontaine de Saint-Sébastien, qui coule à la rue du Marché, surgit à l'entrée de la place Victor, sur les bords du Paillon, et provient sans doute aussi du Paillon. Celle du faubourg Saint-Jean-Baptiste a été prise dans un puits, à la partie supérieure de la Place-d'Armes.

Les eaux du Paillon ont nécessairement leur source dans des fontaines particulières qui versent leurs eaux dans son lit, ou bien dans les infiltrations qui s'y font au temps des pluies, puisque son origine n'arrive point jusqu'aux

neiges perpétuelles, à quelque grande source
ou à quelque lac. Elles sont donc bonnes primi-
tivement ; mais celles qui filtrent à travers les
fondements des maisons de la ville peuvent
s'imprégner de parties hétérogènes à leur nature ; puis, arrivées à la partie méridionale de la
ville, en se nivelant avec celles de la mer, elles
sont stagnantes ; et, lorsque dans les temps d'ou-
ragan celles-ci s'élèvent au-dessus de leur niveau ordinaire, elles deviennent saumâtres.

La fontaine de Saint-Sébastien n'aurait pas
les mêmes inconvénients, et je la conseillerais
comme une eau très-salubre, si le peu de soin
avec lequel elle est canalisée et son passage à
travers quelques ruelles ne la rendaient parfois
un peu suspecte.

Il y a aussi de grands puits publics où tout
le monde peut puiser de l'eau. Celle-ci, par le
contact d'un air abondant que leur large ouver-
ture y laisse pénétrer, et par le continuel batte-
ment qu'elle subit le long de la journée, est la
meilleure que l'on puisse boire dans la ville de
Nice. Je ne vous dis rien des puits de sources

que l'on cite et dont les propriétaires sont ja-
loux, quoique personne peut-être ne les ait jamais reconnus.

Les eaux qui se répandent vers la partie
droite du Paillon, le long du faubourg Saint-
Jean-Baptiste, et un peu dans l'intérieur de la
ligne des maisons qui bordent la route, ont l'inconvénient d'être imprégnées de principes gyp-
seux, substance dont est composée la base des
collines de Cimiés, en partant de la petite vallée
de Carabacel jusqu'au bord du Paillon. Elles
sont impropres aux usages de la vie.

Le faubourg de la Croix-de-Marbre reçoit les
eaux, comme nous l'avons dit, de plusieurs
grandes fontaines et de l'infiltration des eaux
pluviales, qui, lorsqu'elles tombent, forment
une espèce de lac souterrain dans le bassin qui
s'étend des bords de la mer jusqu'à la base des
collines qui le terminent du côté du nord. Ces
eaux, quoique bonnes, n'ont pourtant pas toute
la pureté et toutes les qualités qu'elles pourraient avoir, soit par le défaut d'écoulement,
soit par l'élévation accidentelle des eaux de la

mer, qui produit ici les mêmes effets que sur la partie méridionale de la ville.

Le port a aussi ses eaux. Il y en a de deux sortes, celles qui coulent à la partie nord de son bassin, et celles qui sont versées en partie à la droite et tout à fait à son entrée, et en partie dans un bassin au pied de la maison de l'Horloge. Les premières sont bonnes; mais les secondes, qui proviennent toutes d'une même source, sont les meilleures. Celles-ci sont vraiment des eaux de roche. Elles surgissent au pied du col de Villefranche, et cette fontaine est connue sous le nom de Fontaine de la Ville. Des capitaines marins au long cours ont assuré que, parmi les eaux dont ils avaient fait leurs provisions dans différents endroits, celles-ci sont celles qu'ils ont reconnu se conserver plus longtemps.

Ces eaux se distribuent à domicile, comme celles de l'établissement des Célestins à Paris; et ce service, qui se fait très-régulièrement, offre un moyen facile de parer à tous les inconvénients que l'on pourrait vérifier ou craindre.

Vous voyez que, quoique Nice ait en général de bonne eau, elle en manque pourtant dans certains quartiers et dans certaines circonstances. C'est précisément ce qui m'a paru rendre ces indications nécessaires (1).

Le lait étant un aliment assez recherché par beaucoup de malades, il importe que vous soyez informé de celui qu'on trouve à Nice. Il y a le lait de chèvre, qu'on peut avoir à domicile, où les spéculateurs conduisent ordinairement leurs chèvres; on le voit traire, et les malades peuvent le boire tout chaud. Le lait de brebis y est excellent. Les troupeaux qui le fournissent paissent sur les montagnes des environs, où végètent toutes sortes de plantes aromatiques. Le seul inconvénient qu'il faut éviter est qu'il ne soit point mélangé avec de l'eau, ce qui arrive quelquefois : aucune autre falsification n'est à

---

(1) Maintenant l'administration civique s'occupe avec beaucoup d'activité de conduire des eaux à Nice, et, dans peu de temps, la ville jouira de plusieurs fontaines qui verseront sur les principales places.

craindre. Le lait de vache est aussi assez abondant ; mais, comme la plupart de ces animaux
sont nourris dans les jardins, et souvent avec
des feuilles vertes des herbes potagères, leur
lait acquiert quelquefois certains goûts qui le
rendent désagréable, et certaines qualités qui
peuvent être dangereuses pour quelques malades.

Quant au lait d'ânesse, je n'ai qu'une chose
à vous dire ; c'est que souvent, comme on veut
tirer parti non-seulement du lait de cet animal, mais aussi de ses forces, en le louant pour
la promenade, il arrive que ce lait est un peu
échauffé ; surveillez donc cela, si vous le pouvez, ou bien faites traire votre lait le matin,
avant que l'animal ait été fatigué par l'exercice.

Les viandes que l'on a à Nice sont bonnes,
quoiqu'elles ne soient pas de première qualité.
Le bœuf n'est pas très-gras ordinairement, mais
il a bon goût, et, sous ce rapport, il n'est pas
inférieur à celui que l'on mange dans les pays plus
au nord. Il est même reconnu que ces animaux,

qui sont tirés du Piémont, en traversant les Alpes et en supportant la fatigue d'un voyage de quarante à cinquante lieues, deviennent meilleurs comme aliment, qu'ils ne le sont dans les pays même d'où on les tire. Mais, qu'ils soient plus ou moins bons, ici comme ailleurs, c'est toujours un aliment qui ne convient guère aux estomacs faibles et délicats. Il est toujours prudent d'en user avec une certaine sobriété quand on ne jouit pas d'une bonne santé.

Il y a deux sortes de veaux : ceux du pays et ceux du Piémont. Ceux-ci, au lieu de s'améliorer par le voyage, comme les bœufs, deviennent au contraire durs et coriaces ; ceux du pays sont très-tendres et se distinguent des précédents par leur grosseur et leur âge, c'est-à-dire qu'ils sont plus petits et plus jeunes.

Les veaux de Nice n'ont certainement pas le goût de ceux que l'on mange ailleurs, âgés de cinq à six mois, mais peut-être sont-ils préférables pour les estomacs faibles. Quelquefois, on les livre au marché trop jeunes, et alors ils peuvent relâcher le ventre et causer la diarrhée.

Ceci est une chose à laquelle les malades doivent faire beaucoup attention pour ne pas exciter un symptôme qui est toujours alarmant dans les maladies pulmonaires. Il peut donner une idée erronée des progrès de la maladie, et, dans quelques genres que ce soit, ce désordre dans les fonctions digestives peut être dangereux par la faiblesse qui le suit.

Les moutons sont aussi de deux espèces : ceux du Piémont et ceux des Alpes. Les premiers sont gros et gras, mais fades et assez difficiles à digérer; les seconds, plus petits et moins gras ordinairement, sont délicieux au goût et de très-facile digestion, et, par conséquent, très–propres à la nourriture des malades.

La volaille de ce pays ne peut soutenir aucun parallèle avec celle que l'on trouve dans le Nord. Quand on veut en avoir de bonne, il faut la prendre chez soi, la nourrir, et, au bout d'une quinzaine de jours, elle sera très-convenable pour un malade. Cette précaution n'est pas à négliger, puisqu'en général, de tous les genres d'aliments, celui-ci est préféré par la majeure partie des malades, et souvent est le seul qu'on puisse leur donner.

Le gibier n'est pas abondant à Nice. Sa qualité varie selon les saisons ; à l'époque des olives et du genièvre, les espèces qui s'en nourrissent prennent ces goûts. Cet aliment n'est pas ordinairement destiné aux malades, sauf dans quelques cas particuliers d'épuisement et de langueur ; ainsi sa rareté ne leur sera pas beaucoup sensible.

La mer de Nice n'est ni riche ni pauvre en poisson, relativement à la population indigène. Elle est cependant pauvre relativement à la quantité d'étrangers qui viennent y séjourner pendant l'hiver. Je ne dirai rien sur les différentes espèces qu'elle fournit, puisqu'il n'y en a aucune qu'on ne connaisse, et qui ait une action particulière sur l'économie et dont on doive se garder. Ainsi, les malades pourront en user comme partout ailleurs, toutes les fois que leur tempérament ou la nature de leur maladie le leur permettront.

Les herbes potagères ne manquent pas à Nice;

elles y sont même abondantes. Elles ne sont pas, à la vérité, aussi belles que celles qu'on cultive dans des latitudes plus froides, je veux dire qu'elles n'ont pas autant de suc végétal. Elles croissent si facilement sous ce climat, que les jardiniers n'apportent pas à leur culture toute l'attention et tous les soins convenables. En revanche, elles ont beaucoup de saveur et flattent agréablement le goût.

Il est difficile d'établir, comme principe, jusqu'à quel point un étranger sain ou malade doit en faire usage. Les indications, à cet égard, dépendent des besoins et de la constitution de chaque individu. Il y a cependant une observation que les étrangers doivent aussi connaître. C'est que le régime végétal tempéré est celui qui convient le mieux sous ce climat pour se maintenir en bonne santé. Les habitants de Nice ont toujours mangé beaucoup de végétaux, et c'était dans un temps presque leur nourriture exclusive, la seule dont ils éprouvassent le besoin. Aujourd'hui, l'usage de la viande s'est un peu plus répandu, à l'exemple des étrangers ;

mais ce nonobstant, l'instinct les ramène toujours au même régime, et on peut dire avec
raison que le peuple niçois est encore aujour-
d'hui herbivore.

SEPTIÈME CONSEIL.

DES PRÉCAUTIONS QUE LES MALADES DOIVENT PRENDRE
PENDANT L'HIVER A NICE QUANT A LEURS VÊTEMENTS.

———

Quand, au mois de janvier, le thermomètre
montera jusqu'à douze degrés dans l'échelle de
Réaumur, comme on le voit quelquefois, il vous
semblera peut-être que les vêtements fourrés,
les flanelles et les manteaux sont une charge
inutile. Vous ne connaissez pas le climat de
Nice si vous pensez ainsi. Je sais bien que la
température de notre atmosphère fait une autre
impression sur vous que sur nous, et que lorsque
nous nous plaignons du froid et que nous nous cou-
vrons beaucoup, cela peut vous paraître étrange.
Il est bien évident que cette différence de sensibilité tient à ce que vous êtes habitué pendant

l'hiver à l'impression d'une température con-
stamment au-dessous de la glace, tandis qu'ici
vous vous trouvez toujours beaucoup au-dessus.
Cet état de choses ne vous met pas cependant
à l'abri de certaines variations brusques qui
s'opèrent dans la température de notre atmosphère, et contre lesquelles vous devez vous prémunir, si vous ne voulez pas perdre dans un seul
jour le fruit de votre séjour dans ce pays. Il est
de fait que la sérénité du ciel et la douceur de
la température sont l'état normal du climat de
Nice ; mais il est aussi vrai, et il faut l'avouer,
qu'il y a des jours extrêmement désagréables.
Par le plus beau temps que l'on puisse s'ima-
giner, et dont ne peuvent pas avoir l'idée les
personnes qui, vivant dans le Nord, n'ont jamais connu le Midi, il se lève un vent d'ouest,
et, dans un instant, ciel, température, tout est
changé ; d'autres fois, un nuage épais et bleuâ-
tre s'élève des montagnes de la Corse, s'étend
sur notre tête, et bientôt peu s'en faut qu'il
ne vienne couvrir nos montagnes, nos fleurs et
nos fruits de neige, et détruire dans un jour,

dans une nuit, les espérances de l'agriculteur.

Que si un pareil temps vous surprend trop
peu couvert, vous ne manquerez pas d'en éprouver de très-mauvais effets. Ce sont ces jours, que
j'appellerai des jours de crise, qui ont fait dire
à quelques personnes que le climat de Nice est
inconstant. Mais où trouve-t-on, sur la surface
de la terre, un pays dont le ciel soit invaria-
blement serein, et la température toujours douce
et égale au gré des désirs de l'homme? — Une
personne, arrivée à Nice pour la première fois,
dans le mois de novembre et par un mauvais
temps, écrivait à ses amis qu'il n'y avait pas de
plus mauvais climat que celui de Nice ; et, dans
le mois de décembre suivant, elle disait avec en-
thousiasme qu'elle ne concevait pas comment
toutes les personnes riches de l'Europe ne ve-
naient pas passer l'hiver à Nice. Ainsi, on peut
dire que la constance des climats du Nord est
dans la permanence du froid, et l'inconstance
de celui-ci est dans ses rares et subites apparitions. Il serait sans doute préférable pour les
malades que ces variations accidentelles n'eus-

sent point lieu ; mais, puisqu'elles arrivent nécessairement plus ou moins, selon les années,
il faut compter sur elles. Je vous dirai donc,
couvrez-vous, et supportez plutôt le chaud dont
vous n'avez rien à craindre pendant la saison
d'hiver, que de vous exposer à être surpris par
le froid, dont les effets peuvent être très-dangereux pour vous. Servez-vous de la flanelle et
du manteau, comme font les indigènes, qui
en connaissent par expérience l'utilité, et alors
vous n'aurez plus à redouter ces variations de
température dont on ne cesse de parler, et qui
sont beaucoup moins fréquentes que ne l'ont dit
quelques écrivains voyageurs, notant comme
une observation constante ce qu'ils ont éprouvé
le jour de leur passage dans ce pays, ou ce qu'ils
ont appris de quelque hypocondriaque sous l'influence du *sirocco*.

HUITIÈME CONSEIL.

DU CHOIX QUE LE MALADE DOIT FAIRE DE SES PROMENADES DANS LES DIFFÉRENTS QUARTIERS DE LA VILLE ET DE SES ENVIRONS, SELON L'ÉTAT DE L'ATMOSPHÈRE ET LES VENTS QUI RÈGNENT.

————

Je vous parlerai maintenant de l'exercice autant qu'un malade peut en faire. L'étranger malade, en arrivant à Nice, dès qu'il est fixé dans sa demeure, doit avant tout se reposer. Lorsqu'il sera remis de la fatigue de son voyage, il doit attendre pour sortir que le temps soit beau, s'il ne l'est pas. Rien ne doit lui coûter pour atteindre le but qu'il s'est proposé en venant à Nice, de recouvrer ou améliorer sa santé. Que si, ne pouvant supporter l'ennui de la retraite, il veut absolument quitter ses appartements par un temps moins beau, il doit

savoir de quel côté il peut diriger ses pas.
Comme, à Nice, c'est le plus souvent le vent qui
fait le mauvais temps, il doit en examiner la
direction et voir de quel côté il souffle. Si c'est
du côté du nord, circonstance extrêmement
rare pendant le jour, il choisira pour se promener le Cours, la Terrasse, les boulevards du
Midi, le chemin dit *des Anglais*, et, un peu
plus loin, la route de Saint-Barthélemi, ou le
chemin du Lazaret. Si c'est le vent d'est ou
d'ouest, il devra prendre les chemins de Saint-
Philippe, de Saint-Étienne, ou tout autre de
ceux qui traversent du nord au midi la plaine
qui s'étend depuis la route de France jusqu'à
Saint-Barthélemi; ces chemins sont défendus
des vents par des murs assez élevés qui servent
d'enclos aux jadirns. On peut aussi, par ces
vents, parcourir les chemins du quartier de
Saint-Roch. Il y a encore, dans le terroir de
Cimiés, de petites vallées très-agréables qui sont
également à l'abri des vents qui partent des
deux points sus-mentionnés, et où l'on peut
encore mieux jouir des agréments de la prome-

nade, en y joignant ceux de la vue de la campagne.

Les vents du midi sont rarement impétueux à Nice, et ce n'est guère que vers les équinoxes qu'ils se font sentir avec force. Alors ils sont accompagnés de grandes pluies, et il va sans dire que par ces temps on doit garder ses appartements.

Pendant l'hiver ces vents sont très-doux, on dirait qu'ils viennent à peine expirer sur le rivage de Nice. C'est à leur influence qu'elle doit en partie, dans cette saison, la douceur de son climat. Pour que le temps y soit beau et la température chaude, il faut que la bise du nord domine pendant la nuit, et le souffle imperceptible du sud pendant le jour, et c'est ce qui a lieu ordinairement. Lorsque le temps est ainsi établi, les malades peuvent se promener partout. Ils peuvent franchir le col de Villefranche, soit à pied, soit à cheval, selon leur degré de forces, et aller jouir de la belle vue de sa rade, de son port, de son château ; aller même au delà parcourir les campagnes de Beaulieu et de

Saint-Jean, campagnes que l'hiver ne dépouille jamais des grâces du printemps. Ils peuvent parcourir les collines de Cimiés, visiter les décombres de l'ancienne Céménélion, et, au milieu des ombres de ses anciens habitants, y ranimer leur imagination. Ils peuvent encore visiter successivement et par intervalles les autres localités des environs, toutes magnifiques sous le rapport de la végétation toujours active, et du point de vue de plus en plus pittoresque.

Il faut que les malades soient prudents dans la promenade du Var. Cette promenade sur la route de France est pleine d'agréments et de beautés, soit par la température qui y règne, soit par la belle vue dont on y jouit. La partie méridionale de la ville déploie aux regards son demi-cercle majestueux, la mer agrandit son horizon, tant du côté de la rive de Gênes que du côté d'Antibes, et l'on voit s'élever à ces deux points opposés, où la terre semble finir, deux phares élégants, l'un sur le cap de Saint-Hospice, l'autre sur le promontoire de Notre-Dame-de-la-Garde. En face de soi l'immensité

des flots, et leur lointain qui donne tant à rê-
ver. Ce spectacle est vraiment enchanteur.

Le point de vue change complétement de ca-
ractère à mesure qu'on s'approche du Var, et
l'on entre dans une vallée qui s'étend au nord,
et se termine par des pointes de montagnes éle-
vées, presque toujours couvertes de neige. En
effet, dès qu'on a passé le Petit-Saint-Laurent,
ou plus loin la pointe de Caras, on entre dans
le bassin du Var, lieu humide et souvent froid à
un degré qui vous avertit vivement du voisinage
des Alpes. Il ne faudra donc pas que celui qui
va se promener de ce côté s'avance trop vers
les bords du Var, et surtout qu'il s'y arrête, ou
que la curiosité le porte à aller jouir de la vue
du courant du fleuve sur le milieu du pont, car,
dans ce cas, s'il était atteint de maladie de poitrine, il ne serait pas étonnant qu'il en rap-
portât une exaspération irréparable de son
mal.

Le temps viendra bientôt où cette vallée, aujourd'hui ravagée par le Var, et le seul point
vraiment insalubre de ce pays, rendue à la cul-

ture par les gigantesques travaux entrepris par M. Alexis de Jussieu, se peuplera d'habitations dans des champs assainis, et offrira aux promeneurs de nouveaux et magnifiques parcours.

Les promenades qu'on rencontre sur la rive du Paillon sont également bonnes. Celle du côté de Saint-Pons est pourtant préférable, parce qu'elle est plus à l'abri du nord. L'une et l'autre sont bonnes en hiver jusqu'à la distance de Saint-Pons de ce côté, et de Bonvoyage de l'autre; au delà, la température change sensiblement. Les personnes qui se promènent en voiture peuvent, sans inconvénient, prolonger leur course un peu plus loin, parce qu'elles ont ainsi la facilité de se défendre contre cette différence de température.

Il y a des personnes qui redoutent de côtoyer les bords du Paillon. Elles supposent que le courant de ses eaux doit modifier l'air qu'on y respire, ou par des exhalaisons nuisibles, ou par l'agitation qu'elle y imprime. Ces craintes sont tout à fait chimériques, relativement à

la partie qui est supérieure à la ville, et même
dans la partie qui la traverse, au moins pendant la saison d'hiver. Le Paillon a un fond de
cailloux polis et luisants ; l'eau qu'il contient est
limpide et court avec beaucoup de rapidité.
Pendant la plus grande partie de l'année, il
n'est pour ainsi dire qu'un ruisseau ; si son
lit est parfois plein et bouillonnant d'eaux trou-
bles, cette circonstance ne se présente que dans
l'automne ou dans le printemps, à la suite de
quelques pluies orageuses. Ces crues accidentelles durent quelques heures, rarement ou
jamais une journée entière. En été, son lit est
le plus souvent sec, ou réduit à cette petite
quantité d'eau qui sert aux moulins du faubourg, et qui afflue aux arches du Pont-Vieux.
Dans cette saison, nous jugeons les bords du
Paillon un peu malsains dans la partie qui
traverse la ville. Les égouts de celle-ci y abou-
tissant, et l'eau n'étant pas suffisante pour en-
traîner les détritus à la mer, il résulte de leur
présence des émanations insalubres. Mais ceci,
comme nous l'avons dit, ne peut pas avoir lieu

pendant l'hiver, c'est-à-dire pendant la saison des étrangers.

Quant à l'agitation que le courant d'eau peut produire dans l'atmosphère, elle doit être relative au volume d'eau; or, comme ce volume est très-petit, il doit en être de même de son action motrice : si le volume est grand, c'est en cas de mauvais temps, et alors on ne doit se promener nulle part, pas plus là qu'ailleurs.

Il y a encore une autre promenade sur la route de Gênes, qui est très-salubre. On doit la choisir de préférence lorsque les vents d'est soufflent; la température y est toujours assez élevée jusqu'à Saint-Aubert; au delà elle est plus froide. Le sol y est toujours sec, même après de longues pluies. Cette route va toujours en montant, d'une manière assez douce, presqu'à la distance d'une lieue de la ville; et c'est une disposition qui est très-avantageuse pour les personnes qui ont besoin d'exercer particulièrement les articulations des membres inférieurs, et pour toutes celles qui ont besoin d'exciter la transpiration insensible pendant la marche.

Les promenades que nous venons d'indiquer sont les principales que l'on trouve aux environs de Nice. En état de santé, on peut aller en chercher de plus éloignées. Ici, j'ai voulu signaler seulement celles dont peuvent jouir les malades qui ont besoin de quelque exercice.

Au reste, quelle que soit l'utilité ou l'agrément qu'on puisse retirer des promenades plus ou moins rapprochées, on ne doit jamais les entreprendre avant dix ou onze heures du matin, et il importe de ne pas les prolonger au delà du coucher du soleil.

Comme je l'ai dit ailleurs, il y a à Nice, par les plus beaux temps, deux températures : celle que nous donne le nord à la disparition du soleil, et celle que nous donne le sud à son apparition. Ce phénomène est si régulier, qu'on peut compter sur lui, y adapter ses habitudes, se prémunir contre le froid de certaines heures, et attendre des autres ce véritable printemps qu'elles ramènent tous les jours.

Un autre soin que les étrangers ne doivent

pas négliger, c'est de ne pas s'arrêter trop longtemps, sans ombrager leur tête, sous les rayons
du soleil. Le sol étant froid, et le soleil, par les
conditions atmosphériques locales, dardant une
chaleur assez vive, le sang se porte avec beaucoup de facilité au cerveau des personnes qui
s'exposent trop à son action. Ces impressions
sont d'autant plus dangereuses pour les étrangers qu'ils en ont moins l'habitude ; elles amè-
nent des rhumes, et quelquefois des maladies
cérébrales fort graves. Je dis ceci particulièrement pour ceux qui, étant presque perclus de
leurs membres inférieurs, cherchent les effets
bienfaisants du soleil, assis sur les bancs de la
Terrasse, ou le long du Cours.

NEUVIÈME CONSEIL.

DE LA PRUDENCE ET DE LA MODÉRATION AVEC LESQUELLES LES MALADES DOIVENT USER DES PLAISIRS ET DES DISTRACTIONS DU MONDE.

Ce qui suit ne saurait s'appliquer aux personnes trop raisonnables pour ne pas préférer leur santé aux plaisirs, ou trop malades pour pouvoir les rechercher. Mais il y a une autre classe de personnes qui ne sont ni assez malades pour être forcées de se tenir en dehors du tourbillon de la société, ni d'assez forte volonté pour se résigner à des privations nécessaires. Elles manquent ainsi le but qu'elles se sont proposé en venant à Nice. C'est à elles que je vais adresser de consciencieuses observations.

Vous avez quitté vos familles, vos intérêts, votre pays, pour venir affermir ou rétablir une santé compromise ou presque détruite.

Eh bien ! que faites-vous ici? Propose-t-on une partie de campagne dans le seul but d'occuper agréablement une journée, vous vous y associez, quoique vous sachiez bien que vous n'avez ni la force, ni la santé nécessaires pour vous exposer à des chances de fatigue ou à des variations de température. S'il y a des bals, des repas nombreux, des soirées bruyantes, vous n'y manquez jamais. Je connais tous les petits sophismes avec lesquels on fait en pareil cas des capitulations de conscience. On sera simple spectateur; on se tiendra sur la réserve; on rentrera de bonne heure ; ce ne sont point des plaisirs auxquels on veuille prendre une part active; on ne cherche qu'une légère distraction.

Mais la chaleur des salles, les conversations obligées, une infinité de causes d'excitation morale, la transition brusque et inévitable de température à la sortie de ces appartements chauffés, la privation du sommeil aux heures ordi-

naires, sont autant d'influences nuisibles au-
devant desquelles une faiblesse impardonnable
fait courir. On ne veut se priver d'aucun plai-
sir, on veut satisfaire même ses caprices, et vous
vous imaginez que le soleil de Nice doit se
charger tout seul du soin de vous guérir? C'est
là, qu'on me passe le mot, une véritable folie,
et le moyen le plus sûr de s'éloigner ensuite
plus malade qu'on n'était venu. Et puis on va
répéter au loin que le climat de Nice est dangereux, et qu'il accélère la marche des maladies.

Ainsi se perd un temps précieux pendant
lequel les forces s'épuisent, au lieu de se renou-
veler ; la santé s'altère plus profondément, au
lieu de rentrer peu à peu dans ses conditions
normales ; le mal s'établit, s'enracine, au lieu
de céder à l'action sagement ménagée d'un climat réparateur. On avait réellement à sa disposition des moyens curatifs, on les a sacrifiés
aux plus frivoles considérations.

Ces paroles ne conseillent assurément pas
l'isolement ni l'absence de relations. Qu'on les
lise avec le sentiment qui les dicte : elles ne

sont qu'un appel à la bonne foi des malades.
Je ne leur demande que d'être sincères avec
eux-mêmes. Le soin de la santé n'est pas seulement un intérêt, c'est aussi un grave devoir,
car il est rare que d'autres existences ne repo-
sent pas leurs affections ou leurs besoins sur
la nôtre. Il y a donc une conscience qui nous
avertit de veiller sur notre existence, comme sur
un bien que nous ne devons pas dissiper légè-
rement ou sacrifier à des goûts personnels.
C'est à cette conscience que je m'adresse.

DIXIÈME CONSEIL.

DES BAINS DE MER, DE LEURS AVANTAGES ET DE LEURS INCONVÉNIENTS.

———

Puisque vous êtes venu habiter le rivage de la mer, peut-être vous sentirez-vous disposé à y prendre des bains dans un but purement hygiénique; peut-être aussi vous ont-ils été ordonnés comme moyen curatif de quelque maladie, même pendant la saison d'hiver. Je ne serais point surpris que vous vous trouvassiez dans ce dernier cas, car déjà nous avons vu plusieurs personnes, quoiqu'en petit nombre, se baigner pendant l'hiver, quelquefois même des dames ou de jeunes personnes dont la délicatesse contrastait singulièrement avec le courage.

Je n'hésite pas à le dire, les bains de mer
pris dans cette saison à Nice, en plein air, sur
le rivage, sont éminemment dangereux, soit
par l'effet qu'ils produisent sur les exhalants de
la peau, soit par les impressions des vents auxquels on se trouve exposé. J'admets que quelques individus ont pu, par une exception toute
particulière et très-rare à constater, obtenir
quelques bons effets de ces essais téméraires ;
mais, d'un autre côté, combien de personnes y
ont compromis leur santé et même leur vie !

Je sais qu'on peut se baigner impunément à
la mer pendant l'hiver, dans certaines latitudes
du nord. Cela tient évidemment à ce que, sous
l'influence de ces climats, la transpiration cutanée est presque totalement supprimée, ce qui
fait que les effets de l'immersion du corps dans
l'eau froide sont moins sensibles à tout l'organisme. Il n'en est pas de même à Nice : ici la
transpiration des corps est toujours active pendant l'hiver, et ses moindres dérangements toujours dangereux. Vous voyez dès lors que l'effet des bains de mer, par cette seule raison, doit

être dans ce pays bien différent de celui qu'on éprouve dans le nord. Vous concevez encore combien il est erroné, par ce qui se passe sous d'autres latitudes, d'apprécier l'action et l'utilité des bains de mer sous la nôtre.

Il est certain que l'homme connaît la valeur, au moins en pratique et quasi instinctivement, des choses qui sont à sa portée dans le pays qu'il habite, en tant qu'elles peuvent contribuer au bien-être de son existence. Eh bien, jamais un Niçois sain ou malade n'ira se baigner à la mer pendant l'hiver, et quand il lui arrive d'y tomber accidentellement, ce n'est jamais sans inquiétude sur les conséquences de cette immersion.

Faut-il insister sur les dangers de l'impression que peuvent produire les vents au bord de la mer, sur le corps qui se dépouille de ses vêtements pour entrer dans les flots et qui en sort tout humecté? Cela est trop clair pour quiconque y réfléchit un instant, et quand je dis les vents, je n'entends pas seulement parler des perturbations un peu fortes de l'atmosphère,

auxquelles je suppose qu'une personne raison—
nable ne s'expose jamais ; je parle particulièrement de ce souffle plus ou moins vif, de cette
presque constante petite bise, de cette agitation que le mouvement seul des vagues peut im-
primer à l'air; conditions suffisantes pour produire les effets contre lesquels je veux vous
prémunir.

Il n'en est pas de même des bains de mer
pendant les chaleurs de l'été, c'est-à-dire depuis la fin du mois de mai jusqu'à la fin d'août.
Quelquefois on peut se baigner plus tôt, et lorsque l'automne est favorable, on se baigne par
santé presque dans tout le courant d'octobre.

Pendant tout ce temps, les bains peuvent aider
efficacement soit à conserver, soit à recouvrer la
santé. Mais alors même, il y a des impruden-
ces trop fréquentes, pour qu'il n'y ait pas lieu
de les signaler.

Beaucoup de personnes, en effet, croient pouvoir user des bains de mer comme de la chose
la plus indifférente, et de cette manière un grand
nombre s'en trouvent mal.

L'eau de la mer est un agent très-actif, en vertu des qualités qui lui sont propres. Elle contient différents sels qui, absorbés par les pores de la peau, pénètrent dans la circulation et modifient la nature des fluides avec lesquels ils se combinent. Il est également vrai que, par la nature de ses principes, elle agit sur les papilles nerveuses du système cutané, en les stimulant.

L'on connaît assez la différence qui existe entre la température de l'eau de la mer et celle du corps de l'homme. Cette différence pourtant est beaucoup moins sensible, pendant certaines journées, dans les endroits où l'eau de la mer a peu de profondeur. On le remarque en général sur les eaux voisines du rivage et sur une couche peu épaisse en partant de la surface. Ceci arrive surtout lorsque, dans la même journée, à une chaleur forte succède une brise fraîche.

La différence de température a donc pour effet de diminuer le calorique de la surface du corps, de ralentir la transpiration en resserrant les pores. Elle fortifie aussi la fibre en rappro-

-chant ses éléments; donne en un mot plus de ton
à tout l'organisme, et par conséquent une plus
grande activité dans l'exercice de plusieurs fonctions.

Cette action pourtant est relative au temps
que l'on met à se baigner, et il est bien impor-
tant que vous en soyez averti.

Si l'on prend un bain, comme on dit, par immersion, ou si l'on y reste seulement un quart
d'heure, selon les tempéraments, on éprouvera
tous les effets que je viens de vous énumérer.
Mais si l'on prolonge le bain davantage, on
éprouvera des effets contraires, particulièrement
par la trop grande soustraction de calorique, et
ils se manifesteront plus ou moins tard, selon
que l'eau se sera trouvée plus ou moins froide,
c'est-à-dire plus tôt si le froid a été plus intense.
Dans les cas rares où l'eau de la mer se rapproche
davantage de la température du corps de
l'homme, on n'observe plus les mêmes phénomènes, il n'y a plus à redouter ni à espérer les
effets dont nous avons parlé ci-dessus. — Il en
résultera seulement ceux qui peuvent dépendre

de l'absorption de ses principes, qui sont toujours plus ou moins stimulants, selon la quantité absorbée.

Ainsi les bains de mer ont une action tonique et stimulante sur nos organes, outre une action chimique sur nos humeurs, dont je ne vous parlerai point.

Il vous sera donc maintenant facile de comprendre que les tempéraments sanguins, soit hommes, soit femmes, ne doivent pas en faire usage; qu'ils doivent être expressément interdits aux personnes qui ont des maladies inflammatoires des poumons, des lésions organiques du cœur, des irritations des voies urinaires aiguës ou chroniques, des inflammations de matrice. Que les femmes délicates devront consulter leur médecin avant de s'y exposer.

Quelles sont donc, me demanderez-vous, les personnes qui peuvent user des bains de mer avec avantage comme médication ?

Je vous répondrai que les personnes scrofuleuses ou rachitiques sont en première ligne. Ensuite viennent celles qui ont des maladies de la peau dépendant d'un vice dans le système lymphatique ou cutané plutôt que de quelque affection chronique des viscères abdominaux, dont elles sont le plus souvent un symptôme ; les personnes épuisées par les plaisirs sensuels ; en un mot, tous ceux qui sont d'une fibre lâche et d'une constitution faible. Ce n'est pas que les personnes qui jouissent d'une bonne santé ne puissent aussi se baigner à la mer pour modérer l'impression des chaleurs de l'été, mais ce ne doit pas être trop souvent.

Vous savez enfin que le temps le plus convenable pour se baigner est toujours celui où l'estomac est vide d'aliments, et la transpiration cutanée moins active, c'est-à-dire le matin. Que si l'on veut se baigner à toute autre heure de la journée, on le peut, mais en ayant soin, autant que possible, de mettre le corps dans les mêmes conditions ; à défaut, on s'exposerait à de très-graves inconvénients.

La durée du bain que doit prendre un malade sera toujours réglée par son médecin.

Il y aurait bien d'autres choses à dire sur

l'efficacité ou les inconvénients qui peuvent résulter de l'usage des bains de mer, mais comme mon but n'est ici que de vous donner une direction sur les cas qui, étant les plus fréquents, sont à la portée de chacun, et dont vous pourrez être à même de profiter, je me borne à ce peu de renseignements.

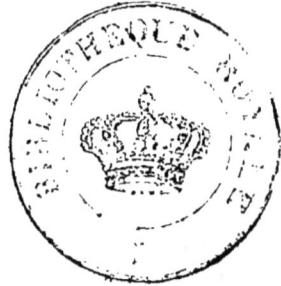

FIN.

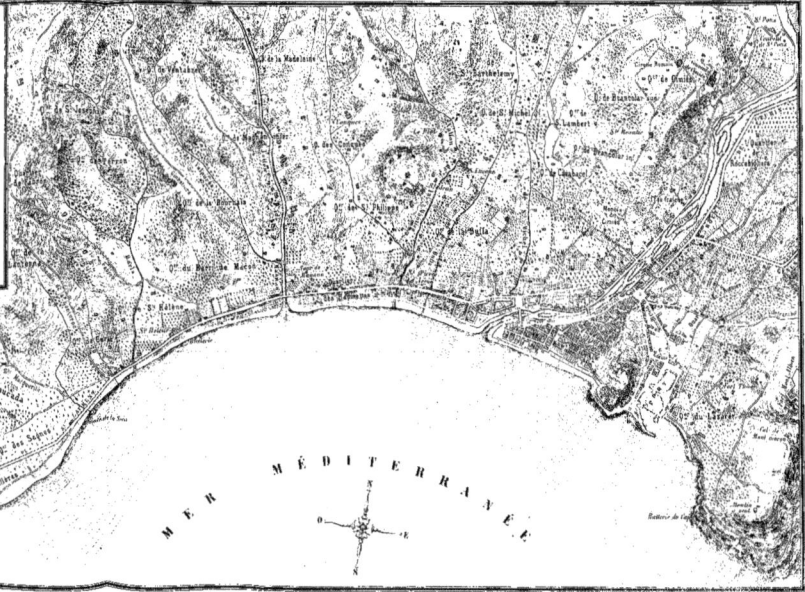

CARTE TOPOGRAPHIQUE
de la Ville de
NICE
et de ses environs
1847

MER MÉDITERRANÉE

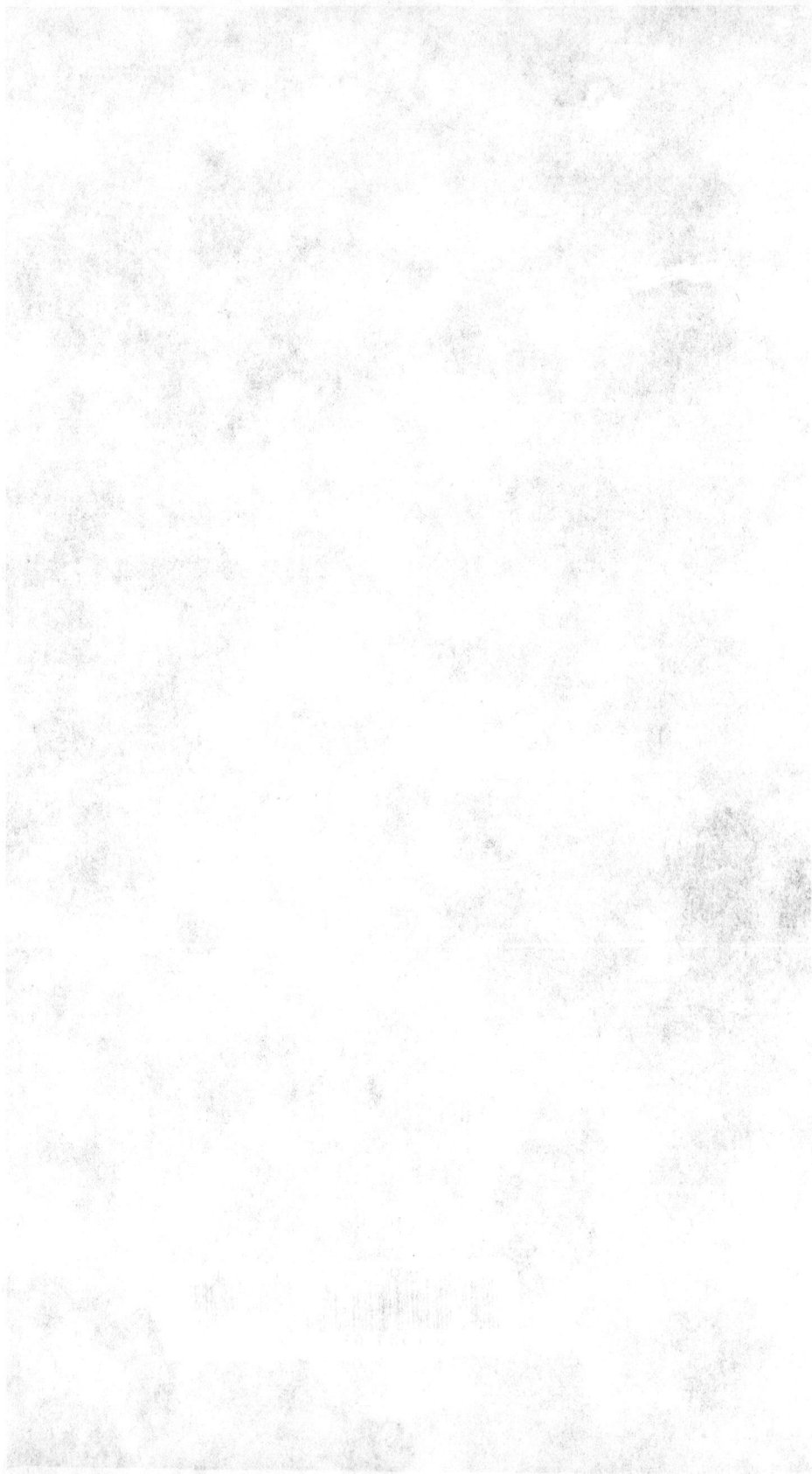

www.ingramcontent.com/pod-product-compliance
Lightning Source LLC
Chambersburg PA
CBHW071500200326
41519CB00019B/5818